Sirtfood

Diät

Schnell abnehmen leicht gemacht
12 kg in 28 Tagen inklusive Diätplan

Inkl.: 150 Rezepte

Inhaltsverzeichnis

Vorwort

Diäten sind absolute Dauerbrenner und beinahe jeder hat im Laufe seines Lebens mindestens eine Diät ausprobiert. Diese Versuche sind immer von mehr oder weniger großem Erfolg gekrönt. Viele Diäten sind auf den schnellen Gewichtsverlust aufgebaut. Und natürlich ist es toll, wenn innerhalb einer Woche die Kilos nur so purzeln. Du solltest jedoch nicht vergessen, dass diese meist genauso schnell wieder auf den Hüften und am Bauch zurück sind. Man spricht hier vom sogenannten Jo-Jo-Effekt. Zudem zerstören viele dieser Crash-Diäten den Stoffwechsel und es wird in Zukunft immer schwerer werden abzunehmen, oder bei gesunder und idealer Ernährung das Gewicht zu halten.

Die Sirtfood Diät aber unterschiedet sich hier gravierend von anderen Diäten. Sie besteht aus gesunden Lebensmitteln, die alle eines gemeinsam haben. Sie sind reich an Sirtuinen, Enzymen, welche die Fettverbrennung und den Stoffwechsel ankurbeln. Die Sirtfood Lebensmittel sind schmackhaft und vor allem gesund. Mit diesen Rezepten kannst du dauerhaft abnehmen, dein Gewicht auch halten und kannst dir auch sicher sein, dass du deinem Körper mit dieser Ernährung etwas Gutes tust.

Was sind Sirtuine und was steckt dahinter?

Sirtuine sind Enzyme, die durch sekundären Pflanzenstoffen, den sogenannten Polyphenolen aktiviert werden. Diese Polyphenole regen die Sirtuine im Körper und somit auch die Fettverbrennung an. Der Stoffwechsel wird dadurch wieder perfekt ausbalanciert und dir wird es leicht fallen, deine Ernährung und auch dein Gewicht im Griff zu halten.

In einigen Lebensmitteln sind besonders viele Sirtuine enthalten. Diese Lebensmittel sind die Hauptdarsteller in diesem Diätbuch. Durch deren Verzehr wird die Fettverbrennung angeregt, du nimmst ab und schützt auch gleichzeitig deine Zellen. Sirtuine werden häufig auch als wahre Wunderenzyme bezeichnet.

Wie die Sirtuin Diät funktioniert

Alle Gerichte während dieser Diät sind somit auf diese bestimmten Lebensmittel aufgebaut, die besonders viel Sirtuin enthalten. Zudem ist diese Diät in die unterschiedlichsten Phasen eingeteilt. So wird auch der Stoffwechsel und die Fettverbrennung wieder genau dorthin gebracht, wo sie eigentlich sein sollte.

Wichtig ist, dass du wirklich alle Phasen genauso einhältst. Die erste Phase kann etwas hart sein, doch gerade diese ersten drei Tage sind so wichtig, damit dein Körper eingestimmt wird. Zudem entgiftest du während dieser drei Tage ganz wunderbar und diese drei Tage sind wie ein Jungbrunnen für deine Zellen.

Während der einzelnen Phasen darfst du eine gewisse Anzahl an Kalorien zu dir nehmen, die auch auf spezielle Mahlzeiten aufgeteilt sind. Versuche wirklich, dies genauso einzuhalten. Denn genau darin besteht das große Geheimnis und der Erfolg der Sirtfood Diät. Du wirst begeistert sein, denn bereits nach kurzer Zeit kannst du Erfolge bemerken. Vor allem aber wirst du dich auch viel vitaler fühlen und auch deine Haut wirkt bald rosiger und glatter.

Die 3 Phasen im Überblick

Während der ***ersten Phase*** nimmst du täglich nur ***1.000 Kalorien*** zu dir. Diese Phase dauert jedoch nur drei Tage und ist wirklich einfach durchzuhalten. Während dieser drei Tage trinkst du täglich drei Säfte aus dem Angebot und nimmst eine Mahlzeit zu dir. Zusätzlich kannst du auch Wasser und ungesüßten Tee oder schwarzen, ungesüßten Kaffee trinken.

Während der ***zweiten Phase*** darfst du täglich ***1.500 Kalorien*** zu dir nehmen. Diese Phase dauert eine Woche, also sieben Tage. Diese Kalorien setzen sich aus zwei Säften und zwei Mahlzeiten zusammen. Die Säfte sind nicht nur sättigend, sie regen auch die Verdauung und die Fettverbrennung an und sorgen dafür, dass du mit allen wichtigen Vitaminen und Mineralstoffen versorgt bist.

Den restlichen Monat lässt du mit ***Phase drei*** ausklingen. Du isst ***täglich drei Mahlzeiten*** aus dem Sirtfood-Plan und trinkst einen Sirtfood Saft. Die dritte Phase ist dazu da, damit du dein Gewicht stabilisierst und dich auf deine neue Ernährung so richtig einlässt.

Sirtfoods Einkaufsliste für die richtigen Lebensmittel:

Damit du sofort mit deiner Diät loslegen kannst, solltest du einige wichtige Lebensmittel zu Hause haben. Wenn du nicht nur Wasser trinken willst, dann ist grüner Tee unverzichtbar. Zudem regt dieser auch den Stoffwechsel an. Du benötigst zudem Sojamilch oder Nussmilch und Kakaopulver mit einem Kakaoanteil von mindestens 85%. Auch eine Schokolade mit diesem hohen Kakaoanteil solltest du zu Hause haben. Wenn die die Lust überkommt, kannst du ein kleines Stück dieser hochwertigen Schokolade essen.

Olivenöl muss ebenfalls sein. Du solltest auch Buchweizen, Quinoa, Chiasamen, Erdnüsse, Walnüsse und Sesamsamen daheim haben.

Von den frischen Lebensmitteln und Gewürzen stehen Liebstöckel, Chili, Zimt, Kurkuma, Ingwer, Himalaya Salz, Stevia, Kapern, Rucola, Brokkoli, Staudensellerie, Datteln, Petersilie, Erdbeeren, Soja, Tempeh, Tofu, Seitan, rote Zwiebel, Äpfel, Bananen, Zitronen, Limetten, Spinat, Wirsing, Kohl, Chicoree ganz oben auf der Liste.

Je nachdem wie du dir deine Säfte und Mahlzeiten zusammenstellst, kannst du dir auch deine wöchentliche Einkaufsliste erstellen. Diese Dinge sollten jedoch immer zu Hause sein.

Tipps für die Sirtfood Diät

Du solltest auf jeden Fall während der Diät auf Limonaden und zuckerhaltige Getränke verzichten. Neben grünem Tee kannst du auch schwarzen Tee mit Zitrone oder Limette trinken und diesen auch als Eistee mit Stevia gesüßt genießen. Auch bei Kaffee und Tee solltest du auf Zucker verzichten.

Während der ersten drei Tage lässt du es langsam angehen. In der sogenannten Entgiftungs- und Einstimmungsphase musst du keinen Sport machen. Während der restlichen Zeit ist es aber empfehlenswert, dass du auf etwas zusätzliche Bewegung achtest. Yoga und regelmäßiges Spazieren-gehen, Rad fahren aber auch tanzen, schwimmen oder Fitness sind ideal. Wichtig ist einfach, dass du dich während einer Diät mehr bewegst als sonst. Das kurbelt nicht nur deinen Kalorienumsatz an, sondern sorgt auch dafür, dass deine Haut straff bleibt.

Halte dich an die Sirtfood Vorgaben. Wenn du Lust auf Süßes hast, greife zu einer Dattel, einem Stück Schokolade oder mache dir einen zusätzlichen Shake. Versuche aber immer im Rahmen deiner vorgegebenen Kalorien zu bleiben. Wenn du mehr Kalorien zu dir nehmen musst, weil du so starken Appetit hast, solltest du dafür eine Stunde Work-out einplanen, bei der du diese Kalorien auch wieder verbrennst.

Zwischen den einzelnen Mahlzeiten sollte immer ein gewisser Abstand eingehalten werden. Nach einem Smoothie solltest du zwei Stunden nichts anderes essen und zwischen Mahlzeiten sollten 4 Stunden verstreichen. So können der Magen und auch der Stoffwechsel ordentlich arbeiten. Du solltest auch darauf achten, dass du immer zwischen 7 Uhr morgens und 7 Uhr abends isst. Wenn du später aufstehst und viel später schlafen gehst, kannst du die Essenszeit auch zwischen 12 Uhr mittags und Mitternacht verlagern. Richte es aber so ein, dass nach der letzten Mahlzeit wirklich 12 Stunden Pause ist. Das ist ebenfalls ein großes Geheimnis dieser Ernährung.

150 Rezepte für die Sirtfood Diät

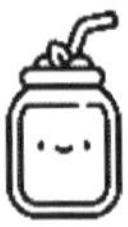

Smoothies

Diese Smoothies und Säfte sind der vielleicht wichtigste Bestandteil der Sirtfood Diät. Sie lassen sich wunderbar in einem guten Mixer zaubern und sind innerhalb weniger Sekunden zum Verzehr fertig. Die Smoothies füllen deinen Magen, regen die Sirtuinbildung im Körper an und versorgen dich mit allen wichtigen Vitaminen und Mineralstoffen.

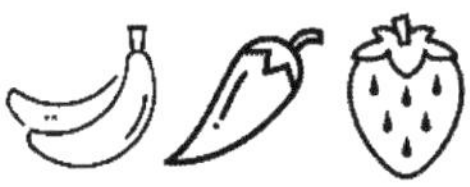

Banane, Chili und Erdbeere

Kalorien: 96,2 kcal | Eiweiß: 1,6 Gramm | Fett: 0,6 Gramm | Kohlenhydrate: 20,6 Gramm

Zutaten für eine Portion:

½ Banane | 1 Chili | 80 Gramm frische Erdbeeren | 1 Korianderstil | 80 ml Wasser | eine kleine Prise Steinsalz

Zubereitung:

Alle Zutaten in den Mixer geben und zu einem Smoothie mixen. In ein Glas füllen und sofort genießen, oder in die Flasche geben, im Kühlschrank aufbewahren und mit zur Arbeit nehmen.

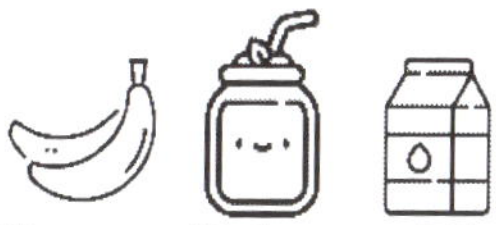

Banane, Kakao und Sojamilch

Kalorien: 175,3 kcal | Eiweiß: 5 Gramm | Fett: 2,2 Gramm | Kohlenhydrate: 32,7 Gramm

Zutaten für eine Portion:

1 Banane | 1 EL Kakao | 1 TL Zitronensaft | 100 ml Sojamilch | eine Prise Kardamom

Zubereitung:

Alle Zutaten in den Mixer geben und zu einem Smoothie mixen. In ein Glas füllen und sofort genießen, oder in die Flasche geben, im Kühlschrank aufbewahren und mit zur Arbeit nehmen.

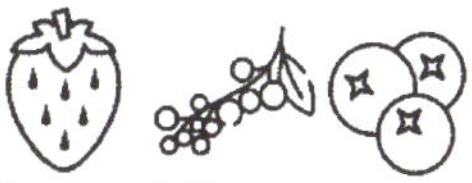

Beeren-Mix

Kalorien: 81 kcal | Eiweiß: 1,6 Gramm | Fett: 0,7 Gramm | Kohlenhydrate: 16,4 Gramm

Zutaten für eine Portion:

60 Gramm Blaubeeren | 60 Gramm Erdbeeren | 60 Gramm rote Johannisbeeren | 1 Blatt Salbei | 80 ml Wasser

Zubereitung:

Alle Zutaten in den Mixer geben und zu einem Smoothie mixen. In ein Glas füllen und sofort genießen, oder in die Flasche geben, im Kühlschrank aufbewahren und mit zur Arbeit nehmen.

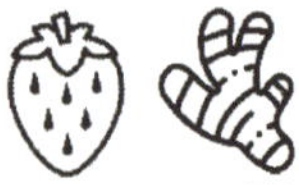

Erdbeeren, Kurkuma und Pfeffer

Kalorien: 67,7 kcal | Eiweiß: 1,6 Gramm | Fett: 0,9 Gramm | Kohlenhydrate: 12,8 Gramm

Zutaten für eine Portion:

150 Gramm frische Erdbeeren | 1 TL Kurkuma gemahlen | eine Messerspitze schwarzer Pfeffer aus der Mühle | Saft einer halben Bio-Limette | 100 ml Wasser

Zubereitung:

Alle Zutaten in den Mixer geben und zu einem Smoothie mixen. In ein Glas füllen und sofort genießen, oder in die Flasche geben, im Kühlschrank aufbewahren und mit zur Arbeit nehmen.

Granatapfel, Zimt und Chia

Kalorien: 120,3 kcal | Eiweiß: 2,8 Gramm | Fett: 3,6 Gramm | Kohlenhydrate: 18,4 Gramm

Zutaten für eine Portion:

1 großer Granatapfel | ½ TL Zimt gemahlen | 1 EL Chiasamen | ½ Glas Eiswürfel

Zubereitung:

Alle Zutaten in den Mixer geben und zu einem Smoothie mixen. In ein Glas füllen und sofort genießen, oder in die Flasche geben, im Kühlschrank aufbewahren und mit zur Arbeit nehmen.

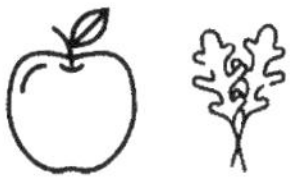

Grüner Apfel mit Rucola

Kalorien: 129,1 kcal | Eiweiß: 2,9 Gramm | Fett: 1,6 Gramm | Kohlenhydrate: 24,9 Gramm

Zutaten für eine Portion:

100 Gramm grüner Apfel | 1 Handvoll Rucola | 1 Messerspitze Zimt gemahlen | eine kleine Prise Steinsalz | 1 EL Zitronensaft | 100 ml Wasser

Zubereitung:

Alle Zutaten in den Mixer geben und zu einem Smoothie mixen. In ein Glas füllen und sofort genießen, oder in die Flasche geben, im Kühlschrank aufbewahren und mit zur Arbeit nehmen.

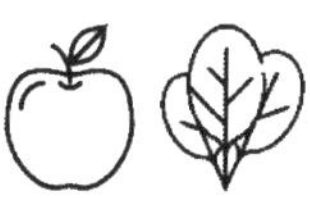

Grüner Apfel und Spinat

Kalorien: 115,7 kcal | Eiweiß: 1,8 Gramm | Fett: 4 Gramm | Kohlenhydrate: 17,5 Gramm

Zutaten für eine Portion:

1 grüner Apfel | eine Handvoll frischen Baby-Blattspinat | 1 TL geröstete Walnüsse | 100 ml Wasser | ein Spritzer Zitronensaft | eine Prise Steinsalz | eine Prise Muskatnuss

Zubereitung:

Alle Zutaten in den Mixer geben und zu einem Smoothie mixen. In ein Glas füllen und sofort genießen, oder in die Flasche geben, im Kühlschrank aufbewahren und mit zur Arbeit nehmen.

Grüner Apfel und Stangensellerie

Kalorien: 97,7 kcal | Eiweiß: 2,2 Gramm | Fett: 0,6 Gramm | Kohlenhydrate: 20,2 Gramm

<u>Zutaten für eine Portion:</u>

1 grüner Apfel | 2 Stangen Sellerie | ½ cm Ingwer mit Schale | 100 ml Wasser | eine Prise Kardamom gemahlen eine Prise pinkes Himalaya Salz

<u>Zubereitung:</u>

Alle Zutaten in den Mixer geben und zu einem Smoothie mixen. In ein Glas füllen und sofort genießen, oder in die Flasche geben, im Kühlschrank aufbewahren und mit zur Arbeit nehmen.

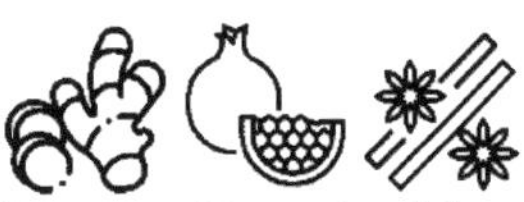

Ingwer, Granatapfel und Zimt

Kalorien: 154,7 kcal | Eiweiß: 2,2 Gramm | Fett: 1,7 Gramm | Kohlenhydrate: 31,6 Gramm

<u>Zutaten für eine Portion:</u>

1 Granatapfel | 2 cm Ingwer mit Schale | 1 TL Zimt gemahlen | 100 ml Kokoswasser | 1 Tropfen Vanilleextrakt

<u>Zubereitung:</u>

Alle Zutaten in den Mixer geben und zu einem Smoothie mixen. In ein Glas füllen und sofort genießen, oder in die Flasche geben, im Kühlschrank aufbewahren und mit zur Arbeit nehmen.

Kiwi, Dattel, Stangensellerie

Kalorien: 103,3 kcal | Eiweiß: 2,2 Gramm | Fett: 0,8 Gramm | Kohlenhydrate: 21,3 Gramm

Zutaten für eine Portion:

2 Kiwis geschält | 2 frische Datteln entsteint | 2 Stangen Sellerie | 100 ml Wasser | 1 EL Orangensaft frisch gepresst | eine kleine Prise Steinsalz

Zubereitung:

Alle Zutaten in den Mixer geben und zu einem Smoothie mixen. In ein Glas füllen und sofort genießen, oder in die Flasche geben, im Kühlschrank aufbewahren und mit zur Arbeit nehmen.

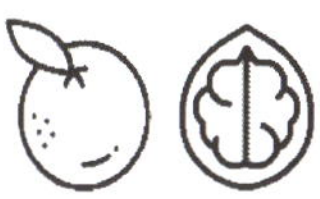

Mandarine und Walnüsse

Kalorien: 165,5 kcal | Eiweiß: 3,5 Gramm | Fett: 9.8 Gramm | Kohlenhydrate: 14,7 Gramm

Zutaten für eine Portion:

3 Mandarinen geschält | 15 Gramm geröstete Walnüsse | eine Prise Steinsalz | ½ Glas Eiswürfel

Zubereitung:

Alle Zutaten in den Mixer geben und zu einem Smoothie mixen. In ein Glas füllen und sofort genießen, oder in die Flasche geben, im Kühlschrank aufbewahren und mit zur Arbeit nehmen.

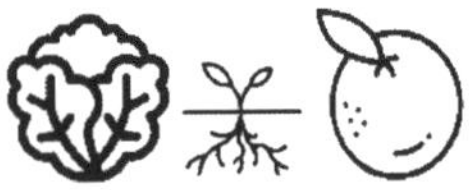

Radicchio, Kresse, Orangen

Kalorien: 98,4 kcal | Eiweiß: 2,9 Gramm | Fett: 0,7 Gramm | Kohlenhydrate: 19,6 Gramm

Zutaten für eine Portion:

50 Gramm Radicchio | 10 Gramm Kresse | 1 Bio-Orange filetiert | 100 ml frisch gepresster Orangesaft | etwas Pfeffer aus der Mühle

Zubereitung:

Alle Zutaten in den Mixer geben und zu einem Smoothie mixen. In ein Glas füllen und sofort genießen, oder in die Flasche geben, im Kühlschrank aufbewahren und mit zur Arbeit nehmen.

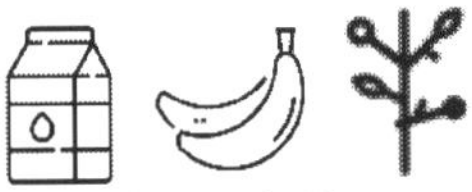

Sojamilch mit Banane und Buchweizen

Kalorien: 183,3 kcal | Eiweiß: 9,1 Gramm | Fett: 4 Gramm | Kohlenhydrate: 26,6 Gramm

Zutaten für eine Portion:

120 ml Sojamilch | 15 Gramm gekeimten Buchweizen | 1 kleine Banane | 1 EL Kakao doppelt entöl | 1 TL Zitronensaft | eine kleine Prise Steinsalz

Zubereitung:

Alle Zutaten in den Mixer geben und zu einem Smoothie mixen. In ein Glas füllen und sofort genießen, oder in die Flasche geben, im Kühlschrank aufbewahren und mit zur Arbeit nehmen.

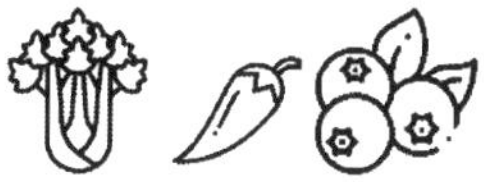

Stangensellerie, Chili und Blaubeere

Kalorien: 49,2 kcal | Eiweiß: 1,6 Gramm | Fett: 0,4 Gramm | Kohlenhydrate: 9,5 Gramm

Zutaten für eine Portion:

100 Gramm Stangensellerie | 1 Chili entkernt | 30 Gramm Blaubeeren | ½ TL Dattelsüße | eine Prise Steinsalz | 100 ml Wasser

Zubereitung:

Alle Zutaten in den Mixer geben und zu einem Smoothie mixen. In ein Glas füllen und sofort genießen, oder in die Flasche geben, im Kühlschrank aufbewahren und mit zur Arbeit nehmen.

Stangensellerie, Zimt, Kurkuma

Kalorien: 91,5 kcal | Eiweiß: 2,3 Gramm | Fett: 0,9 Gramm | Kohlenhydrate: 18 Gramm

Zutaten für eine Portion:

2 Stangen Sellerie | ½ cm Ingwer mit Schale | 1 TL Kurkuma gemahlen | eine Prise Pfeffer schwarz | 1 TL Honig | 1 TL Zimt gemahlen | 100 ml kalter Grüner Tee

Zubereitung:

Alle Zutaten in den Mixer geben und zu einem Smoothie mixen. In ein Glas füllen und sofort genießen, oder in die Flasche geben, im Kühlschrank aufbewahren und mit zur Arbeit nehmen.

Das Frühstück für die Sirtfood Diät

Während der ersten drei Tage benötigst du diese noch nicht. Später kannst du entscheiden, ob du frühstücken möchtest oder nicht. Diese Frühstücksgerichte kannst du dir auch wunderbar mit zur Arbeit nehmen und dort als Mittagessen verzehren.

Beerenbowl mit Quinoa

Kalorien: 187,5 kcal | Eiweiß: 7,2 Gramm | Fett: 3,3 Gramm | Kohlenhydrate: 31,1 Gramm

Zutaten für eine Portion:

60 Gramm Quinoa gekocht | 3 EL Joghurt | eine Prise Vanillepulver | 30 Gramm Heidelbeeren | 30 Gramm Brombeeren | 30 schwarze Johannisbeeren | Minze zum Garnieren

Zubereitung:

Den gekochten Quinoa in eine Bowl geben. Den Joghurt mit der Vanille abrühren und auf dem Quinoa verteilen. Mit den Beeren belegen und mit der Minze garnieren.

Beeren Porridge

Kalorien: 272,6 kcal | Eiweiß: 10,6 Gramm | Fett: 5,2 Gramm | Kohlenhydrate: 44 Gramm

Zutaten für eine Portion:

40 Gramm Haferflocken | 150 ml Mandelmilch | 50 ml Apfelsaft | 1 TL Acaibeeren | 1 EL Gojibeeren | 4 Erdbeeren

Zubereitung:

Die Haferflocken mit der Mandelmilch aufkochen und vom Herd nehmen. Einige Minuten quellen lassen und mit dem Apfelsaft abschmecken. Die Beeren unterrühren und anrichten.

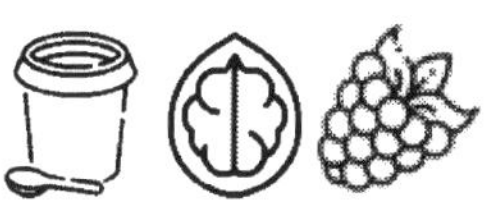

Bowl mit Nüssen

Kalorien: 352,8 kcal | Eiweiß: 19,7 Gramm | Fett: 24,4 Gramm | Kohlenhydrate: 11,1 Gramm

Zutaten für eine Portion:

100 Gramm körnigen Hüttenkäse | 1 TL Schokoladenlinsen | eine Messerspitze Zimt gemahlen | 15 Gramm geröstete Erdnüsse gehackt | 15 Gramm geröstete Walnüsse gehackt | 2 Brombeeren | Stevia nach Bedarf

Zubereitung:

Den Hüttenkäse mit der Schokolade und dem Zimt verrühren und in eine Bowl geben. Mit Erdnüssen, Walnüssen und Brombeeren belegen. Nach Bedarf mit Stevia süßen.

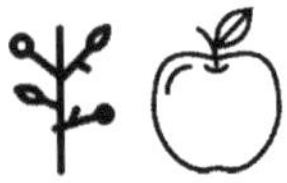

Buchweizenbrei mit Apfel

Kalorien: 306,5 kcal | Eiweiß: 8,5 Gramm | Fett: 1,1 Gramm | Kohlenhydrate: 63,6 Gramm

Zutaten für eine Portion:

50 Gramm geschroteter Buchweizen | 120 ml Magermilch | 1 TL Dattelsüße | 1 kleiner Apfel 1 cm Würfel | eine Messerspitze Zimt gemahlen | eine Prise Nelkenpulver | eine kleine Prise Pfeffer aus der Mühle

Zubereitung:

Den Buchweizen mit der Milch erhitzen und bei geringer Hitze mit geschlossenem Deckel für 15 Minuten simmern lassen. Die Dattelsüße, Apfel und Gewürze dazu geben und für weitere 5 Minuten ohne Hitze ziehen lassen.

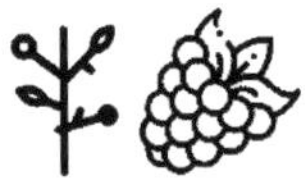

Buchweizenbrei mit Beeren

Kalorien: 164,4 kcal | Eiweiß: 5,4 Gramm | Fett: 1,7 Gramm | Kohlenhydrate: 30,9 Gramm

Zutaten für eine Portion:

40 Gramm Buchweizen geschrotet | 80 ml Hafermilch | eine Prise Steinsalz | eine Messerspitze Lebkuchen Gewürz | etwas Orangenabrieb | 50 Gramm Brombeeren | 50 Gramm Himbeeren

Zubereitung:

Den Buchweizen in der Hafermilch aufkochen und mit Salz und Lebkuchengewürz abschmecken. Für 15 Minuten bei kleiner Hitze simmern lassen. In einer Bowl anrichten, mit Orangenabrieb abschmecken und mit den Beeren garnieren.

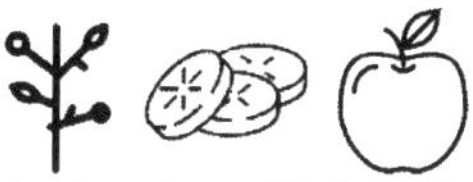

Buchweizen-Taler mit Apfelmus

Kalorien: 393,5 kcal | Eiweiß: 11,3 Gramm | Fett: 11,5 Gramm | Kohlenhydrate: 58,7 Gramm

<u>Zutaten für eine Portion:</u>

<u>Für die Buchweizentaler</u>

40 Gramm Buchweizen | 80 ml Sojamilch | eine Messerspitze Vanillepulver | 1 Ei | 2 EL Buchweizenmehl | 1 TL Dattelsüße | 1 EL Butter zum Braten

<u>Für das Apfelmus</u>

1 Apfel entkern, geschält, klein geschnitten | 50 ml Apfelsaft naturtrüb | eine Messerspitze Zimt | ein Spritzer Zitronensaft | ½ TL Dattelsüße

<u>Zubereitung:</u>

Den Buchweizen mit der Sojamilch erhitzen, einmal aufkochen und bei geringer Hitze für 15 Minuten ziehen lassen. Am besten über Nacht auskühlen lassen. Mit den restlichen Zutaten vermengen und für 10 Minuten ruhen lassen. Kleine Taler formen und diese bei mittlerer Hitze für 2 Minuten je Seite braten. Für das Apfelmus alles zusammen für etwa 10 Minuten leicht köcheln lassen und anschließend pürieren.

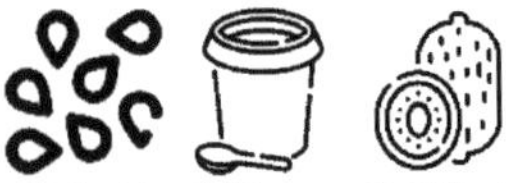

Chia Pudding mit Kiwi

Kalorien: 156,7 kcal | Eiweiß: 7,8 Gramm | Fett: 8,2 Gramm | Kohlenhydrate: 12,8 Gramm

Zutaten für eine Portion:

150 Gramm Sojajogurt | 2 EL Chiasamen | 1 Kiwi | eine Messerspitze Vanillepulver | 1 TL Dattelsüße

Zubereitung:

Die Chiasamen für eine Stunde im Joghurt aufquellen lassen und in eine Schüssel füllen. Mit Vanille und Dattelsüße abschmecken. Die Kiwi kleinschneiden und unterheben.

Dattelbrei mit Beeren

Kalorien: 269 kcal | Eiweiß: 3,5 Gramm | Fett: 13 Gramm | Kohlenhydrate: 32,5 Gramm

Zutaten für eine Portion:

4 getrocknete Datteln entsteint | 50 ml Kokosmilch | 1 EL Kichererbsen gekocht | eine kleine Prise Steinsalz | etwas Limettenabrieb | 30 Gramm Heidelbeeren | 50 Gramm Brombeeren | 2 Erdbeeren

Zubereitung:

Die Datteln für 30 Minuten in der Kokosmilch einweichen und mit den Kichererbsen, Salz und Limettenabrieb grob mixen oder pürieren. Nach Bedarf mit Stevia und Zitronensaft abschmecken.

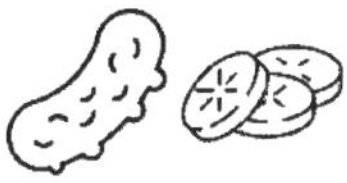

Erdnuss-Taler

Kalorien: 1000,4 kcal | Eiweiß: 48,9 Gramm | Fett: 79,2 Gramm | Kohlenhydrate: 15,4 Gramm

Zutaten für acht Taler:

50 Gramm Erdnussbutter | 40 Gramm weiche Butter | 1 Ei | 50 Gramm Mandelmehl | 1 EL Dattelsüße | ½ TL Weinstein Backpulver | 20 Gramm Erdnüsse

Zubereitung:

Alle Zutaten (außer den Erdnüsse) verkneten. Aus der Masse kleine Bällchen formen und diese auf ein mit Backpapier ausgelegtes Blech legen. Die Bällchen flachdrücken und die Erdnüsse darüber streuen und leicht eindrücken. Im Ofen bei 170° Celsius für 12 Minuten backen. Für ein Frühstück reichen ein bist zwei Taler.

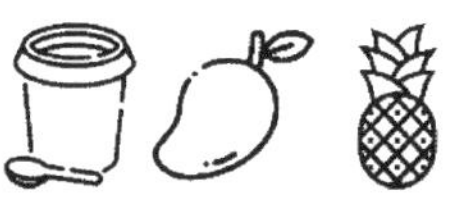

Joghurt mit Früchten und Nüssen

Kalorien: 145,4 kcal | Eiweiß: 5,4 Gramm | Fett: 6,4 Gramm | Kohlenhydrate: 15,4 Gramm

Zutaten für eine Portion:

¼ Mango gewürfelt |50 Gramm Ananas gewürfelt | 100 Gramm Sojajoghurt | 1 EL Zitronenmelisse in Streifen geschnitten | 1 EL gehackt Erdnüsse geröstet

Zubereitung:

Den Joghurt mit der Melisse und den Erdnüssen abrühren, in eine Bowl füllen und mit den Früchten verfeinern. Du kannst den Joghurt auch mit anderen Früchten anrichten und nach Bedarf mit Stevia süßen.

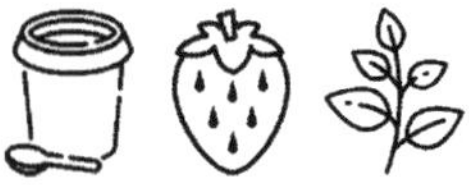

Kefir mit Erdbeeren und Basilikum

Kalorien: 123,5 kcal | Eiweiß: 5,3 Gramm | Fett: 2,2 Gramm | Kohlenhydrate: 20 Gramm

Zutaten für eine Portion:

100 Gramm cremiger Kefir | ½ TL Dattelsüße | 100 Gramm Erdbeeren in Scheiben geschnitten | 4 Blätter Basilikum in Streifen geschnitten | etwas Limettenabrieb

Zubereitung:

Den Kefir mit der Dattelsüße abrühren und mit Limettenabrieb abschmecken. Erdbeeren und Basilikum unterrühren und anrichten.

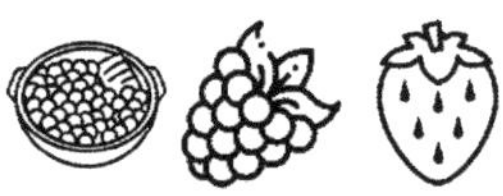

Kichererbsen-Brei mit Früchten

Kalorien: 181,4 kcal | Eiweiß: 10,3 Gramm | Fett: 4,5 Gramm | Kohlenhydrate: 23,8 Gramm

Zutaten für eine Portion:

100 Gramm Kichererbsen gekocht | 2 EL Apfelmus ohne Zuckerzusatz | 1 EL zarte Sojaflocken | ½ Sternfrucht in Scheiben geschnitten | 3 Physalis | 1 Erdbeere | 2 Brombeeren | Stevia nach Bedarf

Zubereitung:

Die Kichererbsen mit dem Apfelmus und den Sojaflocken pürieren. In eine Bowl geben und Sternfrucht, Erdbeere und Brombeeren klein schneiden und unterheben. Nach Bedarf mit etwas Stevia süßen.

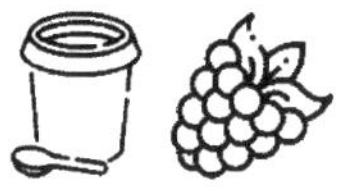

Quark mit Himbeeren und Schoko-Nibs

Kalorien: 187,2 kcal | Eiweiß: 14,3 Gramm | Fett: 5,1 Gramm | Kohlenhydrate: 19,8 Gramm

Zutaten für eine Portion:

150 Gramm Quark | ½ TL Dattelsüße | etwas Zitronenabrieb | 1 TL Basilikum gehackt | 100 Gramm Himbeeren | 10 Gramm Schokoladendrops zartbitter

Zubereitung:

Den Quark mit der Dattelsüße und dem Zitronenabrieb abschmecken und den Basilikum unterheben. In eine Schüssel füllen. Himbeeren und Schoko-Nibs vorsichtig vermengen und auf dem Quark verteilen. Anstatt der Nibs kannst du auch Schokolade mit einem Kakaoanteil von mindestens 85% raspeln.

Sauermilch mit Müsli

Kalorien: 325,6 kcal | Eiweiß: 8 Gramm | Fett: 21 Gramm | Kohlenhydrate: 23,7 Gramm

Zutaten für eine Portion:

100 ml Sauermilch | 30 Gramm Müsli | ½ Amalfi-Zitrone filetiert | 10 Gramm Kokosflocken

Zubereitung:

Alle Zutaten verrühren und vor dem Genießen etwa 15 Minuten ziehen lassen.

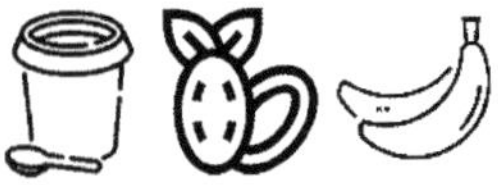

Skyr mit Datteln und Bananen

Kalorien: 231 kcal | Eiweiß: 13,5 Gramm | Fett: 2,8 Gramm | Kohlenhydrate: 36,4 Gramm

Zutaten für eine Portion:

100 Gramm Skyr | 2 frische Datteln entsteint und grob gehackt | 1 kleine Banane in Scheiben geschnitten | 1 TL geröstet Pistazien

Zubereitung:

Den Skyr mit den Datteln und der Banane verrühren, in eine Bowl geben und mit den Pistazien garnieren.

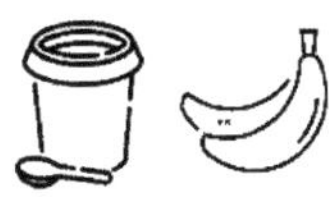

Sojajoghurt mit Banane und Kakao

Kalorien: 136,3 kcal | Eiweiß: 5,5 Gramm | Fett: 2,6 Gramm | Kohlenhydrate: 21,8 Gramm

Zutaten für eine Portion:

150 Gramm Sojajogurt | 1 kleine Banane | 1 EL Kakao doppelt entöl | 1 TL Zitronensaft | 1 TL Minze gehackt

Zubereitung:

Den Joghurt mit dem Kakao und dem Zitronensaft glatt rühren und die klein geschnittene Banane unterheben. Anrichten und mit der Minze bestreuen.

Suppen und Salate für deine Sirtfood Diät

Suppen und Salate lassen sich schnell zubereiten. Salate kannst du schnell und bequem mit zur Arbeit nehmen und die Suppen sind gerade für abends ideal. Sie sind im Handumdrehen gezaubert und machen satt und glücklich. Dabei haben diese Speisen wenige Kalorien und du kannst damit gesund und satt abnehmen.

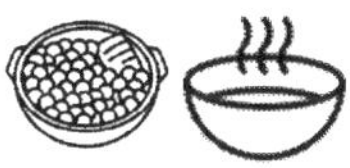

Kichererbsensuppe

Kalorien: 155,7 kcal | Eiweiß: 5,8 Gramm | Fett: 6,7 Gramm | Kohlenhydrate: 17 Gramm

<u>Zutaten für eine Portion:</u>

1 Schalotte gehackt | ½ Zehe Knoblauch gehackt | ½ cm Ingwer mit Schale gehackt | 1 Chili gehackt | 1 TL Kokosöl | ½ TL Tomatenmark | 20 Gramm Sellerie fein gewürfelt | 60 Gramm Kichererbsen (12 Stunden eingeweicht) | 200 ml Gemüsebrühe | etwas schwarzes Himalaya Salz | Pfeffer | eine Prise Nelkenpulver | 1 EL geröstete Kichererbsen | 1 TL Liebstöckel gehackt zum Garnieren

<u>Zubereitung:</u>

Schalootte, KNoblauch, Ingwer und Chili im Kokosöl anschwitzen und das Tomatenmark mitrösten. Sellerie und Kichererbsen hinzugeben und mit der Brühe aufkochen. Für 10 Minuten köcheln lassen und mit den Gewürzen abschmecken. Anrichten und mit den gerösteten Kichererbsen und dem Liebstöckel garnieren.

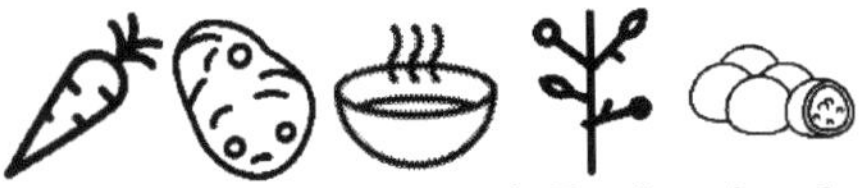

Klare Gemüsesuppe mit Buchweizenknödel

Kalorien: 415,3 kcal | Eiweiß: 15,6 Gramm | Fett: 6,6 Gramm | Kohlenhydrate: 70,8 Gramm

Zutaten für eine Portion:

Für die Knödel

80 Gramm Knödelbrot | 50 ml lauwarme Buttermilch | 1 TL flüssige Butter | 1 kleines Ei | 50 Gramm Buchweizen geschrotet | 1 TL Buchweizenmehl | 1 EL Petersilie fein gehackt | Steinsalz | Pfeffer

Für die Suppe

30 Gramm Karotten klein gewürfelt | 30 Gramm Sellerie klein gewürfelt | 250 ml Gemüsebrühe | 1 Lorbeerblatt

Zubereitung:

Für die Knödel alle Zutaten vermischen und für 15 Minuten ziehen lassen. Die Karotten und den Sellerie zusammen mit dem Lorbeerblatt für 10 Minuten köcheln lassen. Aus der Masse kleine Knödel formen und diese in der heißen Suppe für 20 Minuten ziehen lassen.

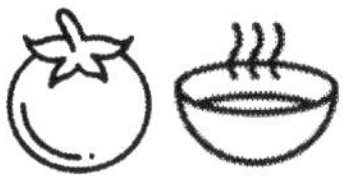

Klare Tomatensuppe

Kalorien: 48,8 kcal | Eiweiß: 2,3 Gramm | Fett: 0,2 Gramm | Kohlenhydrate: 9,2 Gramm

Zutaten für eine Portion:

500 Gramm Tomaten | 5 Basilikumblätter | 1 Zehe Knoblauch | ½ Schalotte | etwas frischen Oregano | eine kleine Chili | 2 gelbe Kirschtomaten | 2 Kirschtomaten | 1 schwarze Kirschtomaten | Steinsalz | 1 EL Frühlingszwiebel klein geschnitten zum Garnieren

Zubereitung:

Die 500 g Tomaten mit dem Basilikum, Knoblauch, Schalotte, Oregano und Chili pürieren.
Ein Küchentuch in eine Sieb legen und das Sieb auf eine Schale geben. Die Tomatenmischung in das Tuch kippen und die pürierten Tomaten über Nacht im Kühlschrank abtropfen lassen. Den aufgefangenen, klaren Tomatensaft in einem Topf erhitzen und mit Salz abschmecken. Alle Kirschtomaten in Scheiben schneiden und für 1 Minute in die Suppe geben und ziehen lassen. Zum Anrichten mit der Frühlingszwiebel garnieren.

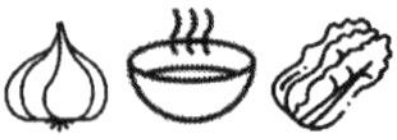

Knoblauchsuppe mit Chicoree

Kalorien: 340,4 kcal | Eiweiß: 4,7 Gramm | Fett: 21,4 Gramm | Kohlenhydrate: 29,8 Gramm

Zutaten für eine Portion:

2 Zehen Knoblauch gehackt | eine Messerspitze Ingwer gerieben | 1 Schalotte klein geschnitten | ½ TL Butter | 200 ml Sojasahne | Steinsalz | weißen Pfeffer | ½ Chicoree in Streifen geschnitten | 1 TL Olivenöl | 2 EL Balsamicoessig

Zubereitung:

Den Knoblauch mit dem Ingwer und der Schalotte in der Butter anrösten. Mit der Sojasahne aufgießen und für 4 Minuten köcheln lassen. Salzen und pfeffern und die Suppe pürieren und anrichten. In der Zwischenzeit den Chicoree im Olivenöl anbraten, würzen, mit Balsamico ablöschen und als Topping auf die Suppe geben.

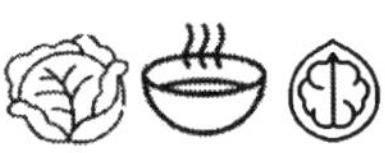

Kohlsuppe mit Walnüssen

Kalorien: 204,3 kcal | Eiweiß: 5,6 Gramm | Fett: 13,9 Gramm | Kohlenhydrate: 12,6 Gramm

Zutaten für eine Portion:

30 Gramm Kartoffel ½ cm Würfel | 30 Gramm Stangensellerie fein gewürfelt | 1 TL Olivenöl | 80 Gramm jungen Wirsing in mundgerechte Stücke geschnitten | 200 ml Gemüsebrühe | etwas Majoran | eine Messerspitze Kreuzkümmel gemahlen | eine Prise Muskatnuss | Steinsalz | Pfeffer | 2 EL geröstete Walnüsse | 1 EL Schnittlauchringe zum Garnieren

Zubereitung:

Die Kartoffeln und den Stangensellerie im Olivenöl anrösten. Den Wirsing hinzugeben und mit der Brühe aufgießen. Mit den Kräutern und Gewürzen abschmecken und die Nüsse hinzugeben. Für 7 Minuten köcheln lassen, mit dem Stabmixer oder im Standmixer pürieren, anrichten und mit dem Schnittlauch garnieren.

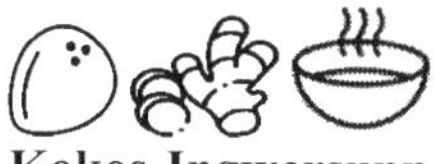

Kokos-Ingwersuppe

Kalorien: 338,8 kcal | Eiweiß: 4,6 Gramm | Fett: 29,1 Gramm | Kohlenhydrate: 12 Gramm

Zutaten für eine Portion:

100 ml Gemüsebrühe | 120 ml Kokosmilch | ½ Stange Zitronengras | 2 cm Ingwer in Scheiben geschnitten | 2 Kaffir-Limettenblätter | 2 braune Shii Take geviertelt | 40 Gramm Wirsing in mundgerechte Stücke geschnitten | 1 EL Sojasauce | 1 TL Austernsauce | 1 getrocknete Chili | Spritzer Limettensaft

Zubereitung:

Die Brühe mit der Kokosmilch aufkochen lassen und Zitronengras, Ingwer und Limettenblätter hinzugeben. Für 5 Minuten köcheln lassen. Die Pilze und den Wirsing hinzugeben und mitköcheln. Mit Sojasauce, Austernsauce, Chili und Limettensaft abschmecken.

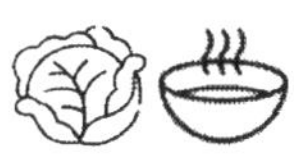

Krautsuppe

Kalorien: 96,2 kcal | Eiweiß: 2,6 Gramm | Fett: 5,6 Gramm | Kohlenhydrate: 8,1 Gramm

Zutaten für eine Portion:

1 Schalotte fein gewürfelt | ½ TL Schwarzkümmel | ½ TL Tomatenmark | ½ TL Paprikapulver geräuchert | 1 TL Olivenöl | 130 Gramm junges Weißkraut 1 cm Würfel | 2 EL Apfelessig | 200 ml Gemüsebrühe | Steinsalz | Pfeffer | etwas frischen Majoran

Zubereitung:

Die Schalotte mit dem Schwarzkümmel, dem Tomatenmark und dem Paprikapulver im Olivenöl anrösten. Das Kraut hinzugeben und gut umrühren. Mit dem Essig ablöschen und mit der Brühe aufgießen. Würzen und für etwa 7 Minuten köcheln lassen.

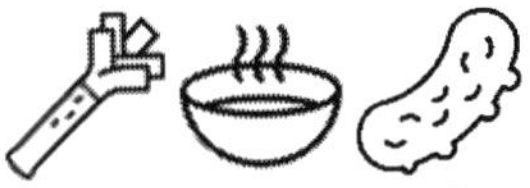

Lauchsuppe mit Erdnüssen

Kalorien: 166,1 kcal | Eiweiß: 6,4 Gramm | Fett: 10,2 Gramm | Kohlenhydrate: 10,9 Gramm

Zutaten für eine Portion:

½ Zehe Knoblauch | eine Messerspitze Ingwer gerieben | ½ TL Currypulver scharf | ½ TL Olivenöl | 120 Gramm Lauch ½ cm Ringe geschnitten | 200 ml Gemüsebrühe | 1 EL Erdnussbutter mit Stücken | ½ TL Majoran | eine Messerspitze Kreuzkümmel gemahlen | Steinsalz | Pfeffer | 1 EL Koriander gehackt zum Garnieren

Zubereitung:

Den Knoblauch mit dem Ingwer und dem Curry im Olivenöl anrösten. Den Lauch hinzugeben, durchschütteln und mit der Brühe aufgießen. Für 6 Minuten köcheln lassen und die Erdnussbutter mit dem Schneebesen einrühren. Mit den Gewürzen abschmecken, anrichten und mit dem Koriander bestreuen.

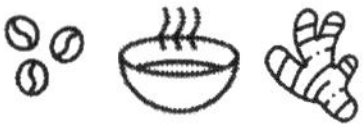

Linsensuppe mit Kurkuma

Kalorien: 297 kcal | Eiweiß: 17,4 Gramm | Fett: 5,3 Gramm | Kohlenhydrate: 41,3 Gramm

Zutaten für eine Portion:

½ rote Zwiebel kleine gewürfelt | eine Messerspitze Ingwer gerieben | 1 TL Butter | 1 TL Kurkuma gemahlen | 1 EL trockenen Rotwein | 80 Gramm rote Linsen | 20 Gramm Karotten fein gewürfelt | 200 ml Gemüsebrühe | Steinsalz | Schwarzer Pfeffer | eine Prise Muskatnuss | 1 TL Schnittlauch zum Garnieren

Zubereitung:

Die Zwiebel mit dem Ingwer in der Butter anrüsten und Kurkuma hinzugeben. Mit dem Rotwein ablöschen und die Linsen und die Karotten hinzugeben. Mit der Gemüsebrühe aufgießen und mit Salz, Pfeffer und Muskat würzen. Für 20 Minuten köcheln lassen, anrichten und mit Schnittlauch garnieren.

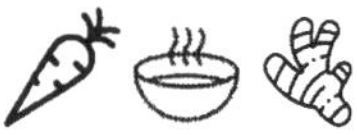

Möhrensuppe mit Kurkuma

Kalorien: 140,1 kcal | Eiweiß: 2,4 Gramm | Fett: 7,8 Gramm | Kohlenhydrate: 14,1 Gramm

Zutaten für eine Portion:

1 Schalotten klein geschnitten | 130 Gramm gelbe Möhren gewürfelt | 1 TL Olivenöl | ½ Kurkuma gemahlen | eine Messerspitze Koriander gemahlen | 150 ml Gemüsebrühe | 50 ml Sojasahne | schwarzes Himalaya Salz | schwarzer Pfeffer aus der Mühle | 1 EL Kerbel gehackt zum Garnieren

Zubereitung:

Die Schalotte und die Möhren im Olivenöl anrösten und Kurkuma und Koriander mitrösten. Mit der Brühe und der Sojasahne aufgießen und mit Salz und Pfeffer würzen. Für 8 Minuten köcheln lassen, pürieren, anrichten und mit Kerbel garnieren.

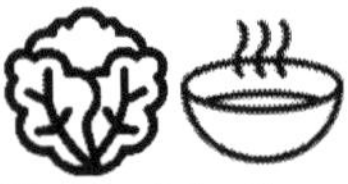

Radicchio-Suppe

Kalorien: 93,9 kcal | Eiweiß: 2 Gramm | Fett: 7,9 Gramm | Kohlenhydrate: 4 Gramm

Zutaten für eine Portion:

½ rote Zwiebel gehackt | ½ Zehe Knoblauch gehackt | 100 Gramm Radicchio | 1 TL Butter | 2 EL Himbeeressig | 150 ml Gemüsebrühe | 50 ml Sojasahne | Steinsalz | Pfeffer | 1 EL Kresse zum Garnieren

Zubereitung:

Zwiebel und Knoblauch in der Butter anrösten und den Radicchio dazugeben. Zusammenfallen lassen und mit dem Himbeeressig ablöschen. Mit der Brühe aufgießen und für 5 Minuten köcheln lassen. Mit dem Stabmixer pürieren und die Sojasahne einrühren. Mit Steinsalz und Pfeffer würzen, anrichten und mit der Kresse garnieren.

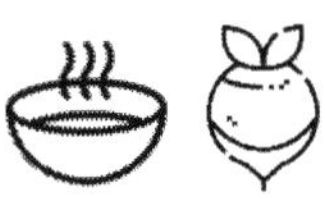

Rote Bete Suppe

Kalorien: 133,6 kcal | Eiweiß: 2,6 Gramm | Fett: 5,9 Gramm | Kohlenhydrate: 16,6 Gramm

Zutaten für eine Portion:

½ rote Zwiebel klein geschnitten | 100 Gramm rote Bete 1 cm Würfel | ½ Apfel klein geschnitten | 1 TL Olivenöl | 200 ml Gemüsebrühe | ½ TL Majoran | eine Prise Kreuzkümmel gemahlen | Steinsalz | Pfeffer | 1 TL Schmand | 1 TL frisch geriebener Meerrettich zum Garnieren

Zubereitung:

Zwiebel, rote Bete und Apfel im Olivenöl anrösten und mit der Brühe aufgießen. Mit den Kräutern und Gewürzen abschmecken und für 8 Minuten köcheln lassen. Mit dem Stabmixer pürieren, den Schmand einrühren, anrichten und mit dem Meerrettich garnieren.

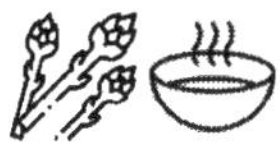

Spargelcremesuppe

Kalorien: 152 kcal | Eiweiß: 4,3 Gramm | Fett: 10,7 Gramm | Kohlenhydrate: 8,5 Gramm

Zutaten für eine Portion:

1 Schalotte fein gewürfelt | 150 Gramm weißer Spargel geschält, grob geschnitten | 1 TL Butter | 1 EL Zitronensaft | 100 ml Gemüsebrühe | 100 ml Sojasahne | Steinsalz | eine Messerspitze Cayennepfeffer | 1 Zweig Thymian | 1 EL Brunnenkresse zum Garnieren

Zubereitung:

Die Schalotte und den Spargel in der Butter anrösten. Mit dem Zitronensaft ablöschen und mit der Brühe aufgießen. Mit der Sojasahne verfeinern und mit Steinsalz, Cayennepfeffer und Thymian würzen. Den Thymian nach 2 Minuten wieder entfernen. Die Suppe weitere drei Minuten köcheln lassen, anrichten und mit der Kresse garnieren.

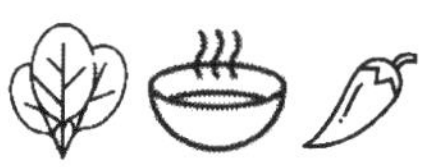

Spinatsuppe mit Chili

Kalorien: 186,8 kcal | Eiweiß: 6 Gramm | Fett: 12,9 Gramm | Kohlenhydrate: 10,3 Gramm

Zutaten für eine Portion:

1 Schalotte fein gewürfelt | 1 Zehe Knoblauch gehackt | 1 Chili entkernt, gehackt | 1 TL Butter | 100 Gramm frischer Blattspinat | 150 ml Gemüsebrühe | Steinsalz | Pfeffer | eine Prise Muskatnuss | 50 ml Sojasahne | 1 TL geröstete Pinienkerne zum Garnieren

Zubereitung:

Schalotte, Knoblauch und Chili in der Butter anschwitzen. Nach drei Minuten den Blattspinat hinzugeben und leicht zusammenfallen lassen. Mit der Brühe aufgießen und mit den Gewürzen abschmecken. Für 6 Minuten köcheln lassen und mit der Sojasahne verfeinern. Weitere 2 Minuten köcheln lassen, mit dem Stabmixer pürieren, anrichten und mit den Pinienkernen garnieren.

Suppe mit Kapuzinerkresse

Kalorien: 88,5 kcal | Eiweiß: 6,1 Gramm | Fett: 4,6 Gramm | Kohlenhydrate: 5 Gramm

Zutaten für eine Portion:

1 Schalotte | ½ Zehe Knoblauch | 1 TL Butter | ½ TL Mandelmehl | 150 ml Gemüsebrühe | 50 ml Buttermilch | ½ Schale Brunnenkresse | Steinsalz | Pfeffer | eine Prise Kardamom | 4 Kapuzinerkresseblüten zum Garnieren

Zubereitung:

Die Schalotte und den Knoblauch in der Butter anschwitzen. Mit dem Mandelmehl bestäuben und durchrühren. Mit der Brühe und der Buttermilch aufgießen und gut durchrühren. Mit den Gewürzen abschmecken, die Kresse hinzugeben, 4 Minuten köcheln und mit dem Stabmixer pürieren. Anrichten und mit den Blüten garnieren.

Suppe mit Kürbis und Ingwer

Kalorien: 157,9 kcal | Eiweiß: 3,1 Gramm | Fett: 8,8 Gramm | Kohlenhydrate: 18 Gramm

Zutaten für eine Portion:

½ rote Zwiebel klein gewürfelt | 1 cm Ingwer gerieben | 100 Gramm Hokkaido Kürbis | 1 TL Olivenöl | ½ TL Paprikapulver edelsüß | 1 EL Rotweinessig | 200 ml Gemüsebrühe | Steinsalz | Pfeffer | eine Prise Zimt gemahlen | eine Prise Vanillepulver | 1 EL Schmand zum Garnieren

Zubereitung:

Den Zwiebel, Ingwer und Kürbis im Olivenöl anbraten. Mit dem Paprikapulver bestreuen und mit dem Essig ablöschen. Mit der Brühe aufgießen und mit Salz, Pfeffer, Zimt und Vanille abschmecken. Für 8 Minuten köcheln lassen und mit dem Stabmixer pürieren. Anrichten und mit dem Schmand garnieren.

Suppe mit Radieschen

Kalorien: 114,5 kcal | Eiweiß: 3 Gramm | Fett: 8,7 Gramm | Kohlenhydrate: 5,2 Gramm

<u>Zutaten für eine Portion:</u>

1 Zehe Knoblauch gehackt | 4 Radieschen geraspelt | 1 TL Butter | ½ TL Mandelmehl | 150 ml Gemüsebrühe | Steinsalz | eine Messerspitze Cayennepfeffer | 50 ml saure Sahne | 1 EL Radieschenblätter in Streifen geschnitten zum Garnieren

<u>Zubereitung:</u>

Den Knoblauch und die Radieschen in der Butter gut anschwitzen. Mit dem Mandelmehl bestäuben und mit der Brühe aufgießen. Mit dem Schneebesen glatt rühren und mit Salz und Pfeffer würzen. Für 5 Minuten kochen lassen und mit dem Stabmixer pürieren. Die saure Sahne einrühren, anrichten und mit den Radieschenblättern garnieren.

Suppe mit Rucola und Burrata

Kalorien: 383,8 kcal | Eiweiß: 17 Gramm | Fett: 31,2 Gramm | Kohlenhydrate: 4,1 Gramm

<u>Zutaten für eine Portion:</u>

1 Schalotte klein gewürfelt | ½ TL Butter | 2 EL Weißwein | 150 ml Gemüsebrühe | Steinsalz | eine Messerspitze Chilipulver | etwas frischen Thymian | 50 ml Schmand | 50 Gramm Rucola | 50 Gramm Burrata zerzupft | 1 TL Olivenöl zum Beträufeln

<u>Zubereitung:</u>

Die Schalotte in der Butter anrösten und mit dem Wein ablöschen. Mit der Brühe aufgießen und mit Steinsalz, Chili und Thymian würzen. Mit dem Stabmixer aufschäumen und den Schmand einrühren. Die Suppe ordentlich aufkochen lassen. Die Burrata gezupft in eine Tasse geben und mit der kochenden Suppe übergießen. Mit Rucola und Olivenöl garnieren.

Suppe mit Staudensellerie 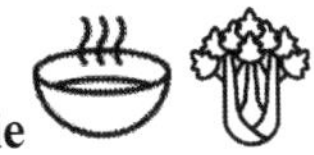

Kalorien: 197,8 kcal | Eiweiß: 3,4 Gramm | Fett: 16,1 Gramm | Kohlenhydrate: 8,4 Gramm

Zutaten für eine Portion:

1 Schalotte | 100 Gramm geschälten Stangensellerie grob geschnitten | 1 TL Sesamöl | ½ TL Currypulver | 1 EL Apfelessig | 150 ml Gemüsebrühe | eine Prise Bockshornklee | Steinsalz | Pfeffer | 50 Gramm Sojajoghurt | 1 TL Kerbel gehackt zum Garnieren

Zubereitung:

Die Schalotte und den Staudensellerie im Sesamöl anrösten. Currypulver mitrösten und mit Apfelessig ablöschen. Mit der Brühe aufgießen und mit Bockshornklee, Steinsalz und Pfeffer würzen. Für 8 Minuten köcheln lassen und mit dem Stabmixer pürieren. Den Joghurt einrühren, anrichten und mit Kerbel garnieren.

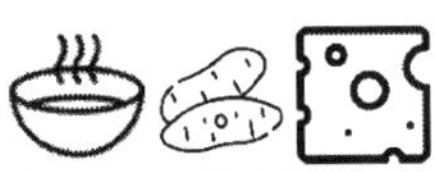

Suppe mit Süßkartoffeln und Feta

Kalorien: 267,2 kcal | Eiweiß: 7,8 Gramm | Fett: 10,5 Gramm | Kohlenhydrate: 33,5 Gramm

Zutaten für eine Portion:

½ rote Zwiebel | ½ Zehe Knoblauch | 130 Gramm Süßkartoffel in 1 cm Würfel geschnitten | 1 TL Olivenöl | ½ TL Tomatenmark | 1 EL Rotweinessig | 200 ml Gemüsebrühe | etwas frische Thymian | eine Messerspitze Kreuzkümmel gemahlen | eine Prise Zimt gemahlen | Steinsalz | Pfeffer | 30 Gramm Feta zerbröselt | 1 TL Koriander gehackt zum Garnieren

Zubereitung:

Zwiebel, Knoblauch und Süßkartoffeln im Olivenöl anrösten und das Tomatenmark für eine halbe Minute mitrösten. Mit dem Rotweinessig ablöschen und mit der Brühe aufgießen. Mit den Kräutern und den Gewürzen abschmecken und für 8 Minuten köcheln lassen. Mit dem Stabmixer pürieren, aufkochen und den Feta in die Suppe bröseln. Anrichten und mit dem Koriander garnieren.

Suppe mit Violetta-Kartoffeln und Chili

Kalorien: 205,5 kcal | Eiweiß: 2,8 Gramm | Fett: 6 Gramm | Kohlenhydrate: 33,7 Gramm

Zutaten für eine Portion:

130 Gramm violette Kartoffeln klein gewürfelt | 1 Zehe Knoblauch | eine Messerspitze Ingwer gerieben | 1 kleine Chili gehackt | eine Messerspitze Koriander gemahlen | eine Messerspitze Kreuzkümmel ganz | 1 TL Olivenöl | 200 ml Gemüsebrühe | Steinsalz | Pfeffer | eine Prise Muskatnuss | 1 TL Sauerrahm zum Garnieren

Zubereitung:

Die violetten Kartoffeln, den Knoblauch, Ingwer, Chili, Koriander und Kümmel im Olivenöl anrösten und mit der Brühe aufgießen. Mit den Gewürzen abschmecken und für 8 Minuten köcheln lassen. Mit dem Stabmixer pürieren und zuletzt den Sauerrahm unterrühren.

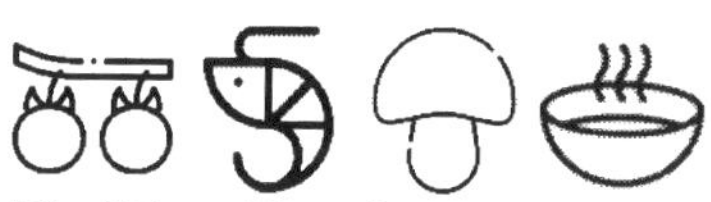

Thai Tom Yam Suppe

Kalorien: 162,4 kcal | Eiweiß: 19 Gramm | Fett: 5,4 Gramm | Kohlenhydrate: 8,3 Gramm

Zutaten für eine Portion:

1 TL rote Currypaste | ½ TL Kokosöl | 200 ml Gemüsebrühe | 1 Kaffir-Limettenblatt | 2 Kirschtomaten halbiert | 2 kleine Champignons halbiert | 3 Garnelen ohne Kopf und Schale | 1 TL Austernsauce | 1 EL dunkle Sojasauce | etwas Pfeffer | ¼ TL Dattelsüße

Zubereitung:

Die Currypaste im Kokosöl anrösten, mit der Brühe aufgießen und mit dem Schneebesen gut durchrühren. Die Paste muss sich vollständig auflösen. Mit dem Limettenblatt aromatisieren und die Tomaten und Cha,pignons hinzugeben. Die Garnelen ebenfalls für 3 Minuten mitkochen und alles mit Austernsauce, Sojasauce, Pfeffer und Dattelsüße abschmecken.

Tomatencremesuppe

Kalorien: 179,8 kcal | Eiweiß: 3 Gramm | Fett: 10,3 Gramm | Kohlenhydrate: 17,5 Gramm

Zutaten für eine Portion:

½ rote Zwiebel | ½ TL Olivenöl | 1 TL Tomatenmark | 150 Gramm stückige Tomaten | 50 ml Sojasahne | ½ TL Oregano | ¼ TL Rosmarin fein gehackt | Steinsalz | Pfeffer | ¼ TL Dattelsüße | 1 TL Basilikumpesto zum Garnieren

Zubereitung:

Die Zwiebel im Olivenöl glasig anschwitzen und das Tomatenmark mitrösten. Die stückigen Tomaten hinzugeben und mit der Sojasahne aufgießen. Mit den Kräutern und den Gewürzen abschmecken und mit der Dattelsüße abrunden. 8 Minuten köcheln lassen, pürieren, abrichten und mit dem Pesto garnieren.

Wirsingsuppe

Kalorien: 147,9 kcal | Eiweiß: 3,9 Gramm | Fett: 9,3 Gramm | Kohlenhydrate: 11 Gramm

Zutaten für eine Portion:

1 Schalotte klein gewürfelt | eine Messerspitze Kreuzkümmel ganz | 1 TL Olivenöl | 100 Gramm helle Wirsingblätter in Streifen geschnitten | 1 EL Zitronensaft | 150 ml Gemüsebrühe | 50 ml Sojasahne | Steinsalz | eine Messerspitze Cayennepfeffer | 1 EL Schnittlauchringe zum Garnieren

Zubereitung:

Die Schalotte und den Kümmel im Olivenöl gut anrösten. Den Wirsing hinzugeben, mitrösten und mit dem Zitronensaft ablöschen. Mit der Brühe und der Sojasahne aufgießen und mit Salz und Cayennepfeffer abschmecken. Für 8 Minuten köcheln lassen, mit dem Stabmixer pürieren, anrichten und mit Schnittlauch garnieren.

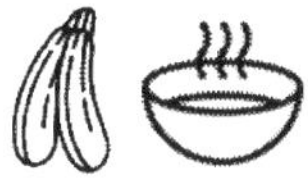

Zucchinisuppe

Kalorien: 138,4 kcal | Eiweiß: 4,1 Gramm | Fett: 10,1 Gramm | Kohlenhydrate: 6,7 Gramm

Zutaten für eine Portion:

1 Schalotten gewürfelt | ½ Zehe Knoblauch gehackt | eine Messerspitze Ingwer gerieben | 1 TL Butter | ½ Zucchini gewürfelt | 2 EL Kobuchaessig | 150 ml Gemüsebrühe | Steinsalz | weißer Pfeffer gemahlen | 50 Gramm Sauerrahm | 1 TL Dill gehackt zum Garnieren

Zubereitung:

Schalotte, Knoblauch und Ingwer in der Butter anschwitzen und die Zucchini hinzugeben. Mit dem Kombuchaessig ablöschen und mit der Brühe aufgießen. Mit den Gewürzen abschmecken und für 7 Minuten köcheln lassen. Mit dem Stabmixer pürieren, den Sauerrahm einrühren, anrichten und mit Dill garnieren.

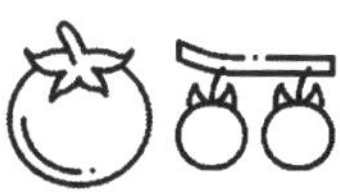

Bunter Tomatensalat

Kalorien: 176 kcal | Eiweiß: 5,4 Gramm | Fett: 9,3 Gramm | Kohlenhydrate: 16,3 Gramm

Zutaten für eine Portion:

1 Paprikatomate | 3 schwarze Kirschtomaten | 1 Stabtomate | 1 grüne Tomate | 1 rote Zwiebel | 1 Zehe Knoblauch gerieben | ½ Bund Basilikumblätter | 1 EL Balsamicoessig | 1 EL Olivenöl | grobes Meersalz | Zitronenpfeffer | etwas gehobelter Parmesan zum Garnieren

Zubereitung:

Die Tomaten klein schneiden und mit der Zwiebel und dem Knoblauch und dem Basilikum vermengen. Mit Balsamicoessig und Olivenöl marinieren und mit Meersalz und Zitronenpfeffer abschmecken. Anrichten und mit Parmesan bestreuen.

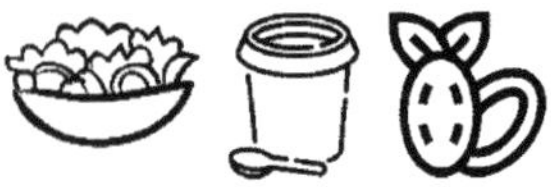

Endiviensalat mit Datteln

Kalorien: 207,9 kcal | Eiweiß: 7,4 Gramm | Fett: 7,8 Gramm | Kohlenhydrate: 25,7 Gramm

Zutaten für eine Portion:

150 Gramm Endiviensalat in Streifen geschnitten | 50 Gramm saure Sahne | 1 EL Zitronensaft | Steinsalz | Pfeffer | 1 Champignon gehobelt | 5 entsteinte Datteln grob gehackt | 1 TL Pinienkerne geröstet

Zubereitung:

Die saure Sahne mit dem Zitronensaft, Salz und Pfeffer vermengen. Den Salat mit den Champignons und den Datteln vermengen und mit dem Dressing marinieren. Anrichten und mit den Pinienkernen bestreuen.

Feldsalat mit Garnelen

Kalorien: 282,1 kcal | Eiweiß: 30 Gramm | Fett: 14,7 Gramm | Kohlenhydrate: 5,5 Gramm

Zutaten für eine Portion:

120 Gramm Garnelen ohne Kopf und Schale | 1 Zehe Knoblauch in Scheiben geschnitten | 1 EL Butter | Steinsalz | Pfeffer | 1 EL Petersilie gehackt | 1 EL Zitronensaft | 100 Gramm Feldsalat | 1 Radieschen in dünne Scheiben geschnitten | 1 EL Apfelessig | 1 TL Olivenöl

Zubereitung:

Die Garnelen mit dem Knoblauch in der Butter für drei Minuten braten und mit Salz und Pfeffer würzen. Den Feldsalat mit den Radischen und der Petersilie vermengen und mit Apfelessig und Olivenöl anmachen. Die Garnelen auf dem Salat anrichten.

Gurkensalat mit Schafskäse

Kalorien: 153,4 kcal | Eiweiß: 8,3 Gramm | Fett: 8,8 Gramm | Kohlenhydrate: 9,1 Gramm

Zutaten für eine Portion:

1 Salatgurke entkernt und in 1 cm Würfel geschnitten | 1 Schalotte fein gewürfelt | 1 Zehe Knoblauch gehackt | eine Messerspitze Ingwer gerieben | 1 kleine Chili gehackt | ¼ rote Paprika fein gewürfelt | 1 EL Koriander gehackt | 1 EL Apfelessig | 1 EL Olivenöl | 50 Gramm Schafskäse | 1 TL gerösteter Sesam zum Garnieren

Zubereitung:

Alle Zutaten gut vermengen und einige Minuten durchziehen lassen. Vor dem Servieren mit dem Sesam garnieren. Du kannst auch schwarzen Sesam verwenden.

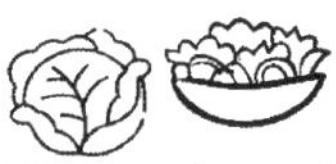

Krautsalat weiß und rot

Kalorien: 261,7 kcal | Eiweiß: 4,9 Gramm | Fett: 16 Gramm | Kohlenhydrate: 22,6 Gramm

Zutaten für eine Portion:

100 Gramm Weißkohl gehobelt | 60 Gramm Rotkohl gehobelt | 1 TL Salz | ½ feste Birne geraspelt | ¼ Karotte geraspelt | ½ rote Zwiebel in Streifen geschnitten | 1 EL Petersilie gehackt | 1 TL Liebstöckel gehackt | 2 EL Schmand | 2 EL Zitronensaft | 1 EL Olivenöl | Salz | Pfeffer | ½ TL Dattelsüße

Zubereitung:

Das weiße und rote Kraut vermengen und mit dem Salz gut durchkneten. Mit der Birne, der Karotte, der Zwiebel, Petersilie und Liebstöckel vermengen. Aus Schmand, Zitronensaft, Olivenöl, Salz, Pfeffer und Dattelsüße eine Marinade machen und den Krautsalat damit anmachen.

Orientalischer Petersilien-Salat

Kalorien: 118,1 kcal | Eiweiß: 2,9 Gramm | Fett: 7,8 Gramm | Kohlenhydrate: 8,1 Gramm

Zutaten für eine Portion:

20 Gramm Krause-Petersilie grob gehackt | 20 Gramm glatte Petersilie grob gehackt | 1 kleine Rote Zwiebel fein gewürfelt | 1 Tomate klein gewürfelt | ¼ gelbe Paprika klein gewürfelt | 1 Chili gehackt | Saft einer halben Bio-Zitrone | 1 EL Olivenöl | Salz | Pfeffer

Zubereitung:

Die Petersilie, den Zwiebel, die Tomaten, Paprika und Chili vermengen und mit Zitronensaft, Olivenöl, Salz und Pfeffer marinieren und kurz durchziehen lassen.

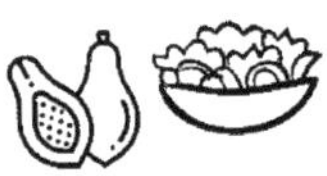

Papaya puk puk

Kalorien: 182,5 kcal | Eiweiß: 6,8 Gramm | Fett: 6,8 Gramm | Kohlenhydrate: 22,4 Gramm

Zutaten für eine Portion:

1 Zehe Knoblauch | 1 Limette geviertelt | 2 Chilischote | 1 EL geröstet Erdnüsse | ½ TL Dattelsüße | 1 TL Fischsauce | 1 EL Sojasauce | 30 Gramm grüne Bohnen | 1 Tomate grob geschnitten | 150 Gramm grüne Papaya geraspelt

Zubereitung:

Den Knoblauch, die Limette, die Chilis und die Erdnüsse in den Mörser geben und durchkneten. Mit den Gewürzen abschmecken und die Bohnen und Tomaten untermengen. Noch einmal mit dem Mörser klopfen. Die Papayas untermischen und anrichten. Anstatt Papaya kannst du auch grüne Mango, Kraut gehobelt oder grünen Apfel verwenden. Auch Möhren oder Kohlrabi funktionieren als Alternative.

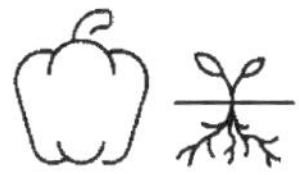

Paprikasalat mit Sprossen

Kalorien: 129,7 kcal | Eiweiß: 4,9 Gramm | Fett: 4,8 Gramm | Kohlenhydrate: 15,8 Gramm

Zutaten für eine Portion:

½ rote, ¼ gelbe, ¼ grüne Paprika in Streifen geschnitten | 1 rote Zwiebel in Streifen geschnitten | 10 Gramm Mungobohnensprossen | 10 Gramm Alfalfasprossen | 20 Gramm Sojasprosse | 1 EL Schnittlauchringe | 1 EL Petersilie gehackt | 1 EL Himbeeressig | 1 EL Olivenöl | Steinsalz | Pfeffer

Zubereitung:

Die Paprika mit der Zwiebel, den Sprossen und den Kräutern vermengen. Aus Essig, Öl, Salz und Pfeffer ein Dressing rühren und den Salat damit marinieren.

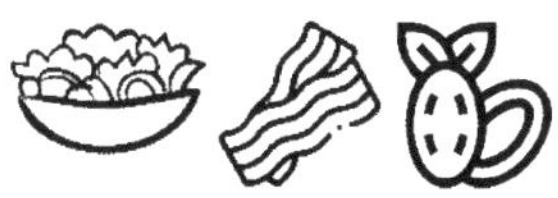

Salat mit Speck-Datteln

Kalorien: 318 kcal | Eiweiß: 14,2 Gramm | Fett: 12,9 Gramm | Kohlenhydrate: 34,2 Gramm

Zutaten für eine Portion:

6 Datteln entsteint | 3 dünne Scheiben Speck | 1 Romanasalat in Streifen geschnitten | ¼ gelbe Paprika gewürfelt | 1 Radieschen gehobelt | 10 Gramm Blaubeeren | 1 EL Himbeeressig | 1 EL Olivenöl | Steinsalz | Pfeffer

Zubereitung:

Die Datteln mit dem Speck umwickeln und in einer Pfanne ohne Öl rundherum knusprig braten. Aus den restlichen Zutaten einen Salat zaubern und die knusprigen Datteln darauf anrichten.

Scharfer Salat mit Erdbeeren und Apfel

Kalorien: 256,6 kcal | Eiweiß: 3,9 Gramm | Fett: 15,1 Gramm | Kohlenhydrate: 24,4 Gramm

Zutaten für eine Portion:

1 Apfel blättrig geschnitten | ½ rote Zwiebel klein gewürfelt | 1 Chili gehackt | 5 Erdbeeren geviertelt | 20 Gramm junger Blattspinat | 1 EL Zitronensaft | 1 EL Olivenöl | Steinsalz | Pfeffer | 1 EL geröstet Walnüsse gehackt zum Garnieren | etwas Zimt gemahlen zum Bestäuben

Zubereitung:

Apfel, Zwiebel, Chili und Erdbeeren mit dem Spinat vermengen und mit Zitronendaft und Olivenöl anmachen. Salzen und pfeffern, anrichten mit den Walnüssen garnieren und dezent mit Zimt bestreuen.

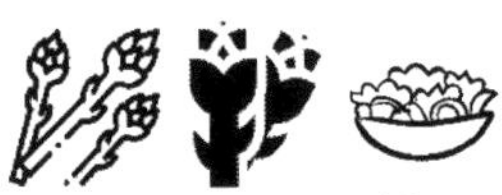

Spargel-Salat weiß und grün

Kalorien: 132,5 kcal | Eiweiß: 5,9 Gramm | Fett: 8 Gramm | Kohlenhydrate: 8,4 Gramm

Zutaten für eine Portion:

3 Stangen weißer Spargel | 3 Stangen grüner Spargel | 1 kleine rote Zwiebel | 1 Tomaten entkernt und klein gewürfelt | 1 EL Schnittlauchringe | 1 EL Zitronenmelisse gehackt | 1 EL Zitronensaft | 1 EL Apfelessig | 1 TL Olivenöl | schwarzen Himalaya Salz | Pfeffer

Zubereitung:

Den Spargel roh in sehr dünne Scheiben hobeln und mit der gehackten Zwiebel, den Tomaten, Schnittlauch und Zitronenmelisse vermengen. Mit Zitronensaft, Apfelessig, Olivenöl, schwarzem Salz und Pfeffer marinieren und für mindestens 20 Minuten durchziehen lassen. Du kannst diesen Salat auch wunderbar am Vorabend zubereiten und am nächsten Tag mit zur Arbeit nehmen.

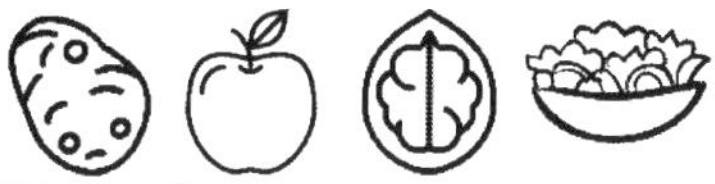

Waldorfsalat

Kalorien: 177,1 kcal | Eiweiß: 2,7 Gramm | Fett: 3,8 Gramm | Kohlenhydrate: 31,8 Gramm

Zutaten für eine Portion:

100 Gramm Sellerie geraspelt | 1 Apfel geraspelt | 20 Gramm Walnüsse | 20 Gramm Weintrauben halbiert | 3 EL Mayonnaise fettreduziert | 1 TL Zitronensaft | 1 EL Petersilie gehackt | Pfeffer | Steinsalz

Zubereitung:

Sellerie, Apfel, Walnüsse und Weintrauben vermengen. Aus den restlichen Zutaten eine Marinade rühren und den Salat damit anmachen. Für etwa 30 Minuten durchziehen lassen.

Yum Gai Salat in Nusspanade

Kalorien: 410,7 kcal | Eiweiß: 39,5 Gramm | Fett: 23,8 Gramm | Kohlenhydrate: 6,6 Gramm

Zutaten für eine Portion:

150 Gramm Hühnerinnenfilets | 1 EL Mandelmehl | 1 Ei | 1 EL Sojamilch | 40 Gramm geriebene Nüsse | Öl zum Frittieren | 1 rote Zwiebel in Streifen geschnitten | 3 Kirschtomaten geviertelt | 1 Chili gehackt | ½ TL gerösteter, zerstoßener Reis | Saft einer Bio-Limette | 2 EL Koriander grob gehackt

Zubereitung:

Die Hühnerfilets im Mandelmehl wälzen, das Ei mit der Sojamilch verquirlen und das Huhn durchziehen. In den Nüssen panieren und im Öl frittieren. In der Zwischenzeit aus den restlichen Zutaten einen Salat rühren und zuletzt das panierte Hühnchen unterheben.

Hauptspeisen

Während der verschiedenen Phasen bekommst du pro Tag eine, zwei oder drei Hauptspeisen. Suche dir nach Lust und Laune deine Hauptspeise aus. Achte lediglich darauf, dass du deine Kalorien einhältst, die du zur Verfügung hast. Hast du in einer Phase noch mehr Kalorien übrig, kannst du auch einen Salat oder eine Suppe dazu kombinieren. Du wirst erstaunt sein, wie viel du während der Sirtfood Diät essen darfst.

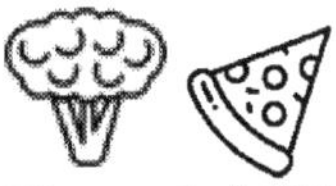

Blumenkohl Pizza

Kalorien: 676,1 kcal | Eiweiß: 49,3 Gramm | Fett: 47,3 Gramm | Kohlenhydrate: 8,5 Gramm

Zutaten für eine Portion:

Für den Boden

150 Gramm klein gemixten Blumenkohl | 100 Gramm Cheddar gerieben | 1 Ei | ½ TL italienische Gewürzmischung

Für den Belag

50 Gramm passierte Tomaten | ½ TL Oregano | ½ TL Chiliflocken | ½ Zucchini in Scheiben geschnitten | 3 Champignons in Scheiben geschnitten | 60 Gramm Feta zerbröselt | 10 Gramm Rucola zum Belegen | 1 TL Olivenöl zum Beträufeln

Zubereitung:

Den gemixten Blumenkohl mit dem Cheddar und dem Ei vermengen und mit der Gewürzmischung kräftig abschmecken. Bei 180° Celsius für 10 Minuten im Backrohr backen, herausnehmen und leicht abkühlen lassen. Die passierten Tomaten mit Oregano und Chili vermengen und den Pizzaboden damit bestreichen. Mit den Zucchini, Champignons und Feta belegen und mit dem Olivenöl beträufeln. Bei 200° Celsius für weitere 6 Minuten backen. Herausnehmen und mit dem Rucola verfeinern.

Blumenkohl Risotto 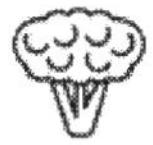

Kalorien: 243,8 kcal | Eiweiß: 13,9 Gramm | Fett: 15,4 Gramm | Kohlenhydrate: 10,6 Gramm

Zutaten für eine Portion:

1 Schalotte klein gewürfelt | ½ cm Ingwer gerieben | 2 Kräuterseitlinge 1 cm Würfel | 200 Gramm Blumenkohl auf Reisgröße gemixt | 1 EL Olivenöl | eine Messerspitze Currypulver | 60 ml Sojasahne | etwas frischen Thymian | Steinsalz | Pfeffer | 3 EL Parmesan gerieben | 1 TL Pesto zum Garnieren

Zubereitung:

Schalotte, Ingwer Pilze und Blumenkohl im Olivenöl anbraten. Mit dem Curry würzen und mit der Sojasahne aufgießen. Mit Thymian, Salz und Pfeffer abschmecken und für 8 Minuten bei kleiner Hitze einköcheln lassen. Den Parmesan einrühren und unter ständigem Rühren weitere drei Minuten simmern lassen. Das Risotto anrichten und mit Pesto garnieren.

Brokkolipfanne

Kalorien: 184,7 kcal | Eiweiß: 9,8 Gramm | Fett: 10,9 Gramm | Kohlenhydrate: 10,6 Gramm

Zutaten für eine Portion:

1 kleine rote Zwiebel in Streifen geschnitten | 1 Zehe Knoblauch blättrig geschnitten | 15 Gramm Ingwer in Streifen geschnitten | 1 TL Olivenöl | 50 Gramm Bambussprossen in Streifen geschnitten | 150 Gramm Brokkoliröschen | 100 ml Gemüsebrühe | Steinsalz | Pfeffer | 1 EL geröstete Mandelblättchen | 1 EL Petersilie gehackt zum Garnieren

Zubereitung:

Zwiebel, Knoblauch und Ingwer im Olivenöl anschwitzen. Die Bambussprossen und den Brokkoli hinzugeben und für drei Minuten mitrösten. Mit der Brühe aufgießen und mit Salz und Pfeffer würzen. Für 6 Minuten köcheln lassen, anrichten und mit Mandeln und Petersilie bestreuen.

Buchweizen Chili

Kalorien: 441,3 kcal | Eiweiß: 11,4 Gramm | Fett: 12,4 Gramm | Kohlenhydrate: 68,1 Gramm

Zutaten für eine Portion:

1 kleine rote Zwiebel gewürfelt | 1 Zehe Knoblauch gehackt | eine Messerspitze Ingwer gerieben | 1 Chili gehackt | 1 EL Ajvar |1 EL Olivenöl | 60 Gramm Buchweizen | 150 Gramm passierte Tomaten | 2 EL Kidneybohnen | ¼ gelbe Paprika 1 cm Stücke | ½ Stange Staudensellerie 1 cm Stücke | 1 TL Zartbitter Schokolade gerieben | ½ TL Majoran | eine Messerspitze Kreuzkümmel gemahlen | Steinsalz | Pfeffer | 1 EL saure Sahne zum Garnieren | 1 EL Schnittlauch zum Bestreuen

Zubereitung:

Zwiebel, Knoblauch, Ingwer, Chili und Ajvar im Olivenöl anrösten. Den Buchweizen hinzugeben und rasch mit den passierten Tomaten aufgießen. Gut durchrühren und für 5 Minuten bei kleiner Hitze köcheln lassen. Bohnen, Paprika und Staudensellerie hinzugeben und für weitere 5 Minuten köcheln lassen. Mit der Schokolade, den Kräutern und Gewürzen abschmecken. Anrichten und mit der sauren Sahne verfeinern und mit dem Schnittlauch bestreuen. Das Chili sollte so lange gekocht werden, bis der Buchweizen weich mit einem leichten Biss ist. Insgesamt beträgt die Kochzeit bei kleiner Hitze etwa 30 Minuten.

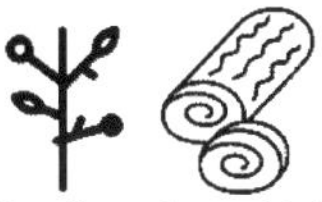

Buchweizen Palatschinken mit Pesto

Kalorien: 494,6 kcal | Eiweiß: 18,8 Gramm | Fett: 34,8 Gramm | Kohlenhydrate: 25,8 Gramm

Zutaten für eine Portion:

100 ml Buttermilch | 2 Eier | 3 EL Buchweizenmehl | 1 TL flüssige Butter | etwas Orangenabrieb | Steinsalz | eine Prise Muskatnuss | etwas Öl zum Braten | 3 TL Schmand | 3 EL Pesto nach Wahl

Zubereitung:

Die Buttermilch mit den Eiern grob verquirlen und das Buchweizenmehl mit dem Schneebesen einrühren, damit keine Klumpen im Teig bleiben. Die Butter und den Orangenabrieb einrühren und mit Salz und Muskat würzen. In etwas Öl Palatschinken braten. Diese mit Schmand und Pesto deiner Wahl bestreichen und einrollen. Du kannst selbstgemachtes Pesto aus Nüssen, Kräutern, Parmesan und Öl verwenden oder auch ein gutes Pesto aus dem Handel verwenden. Diese Palatschinken schmecken gerollt und geschnitten auch toll als Suppeneinlage.

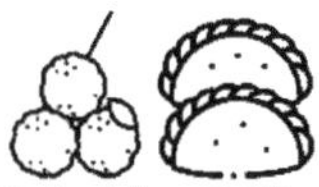

Falafel mit Kapernsauce

Kalorien: 267,1 kcal | Eiweiß: 8,5 Gramm | Fett: 16 Gramm | Kohlenhydrate: 20,3 Gramm

Zutaten für eine Portion:

Für die Falafel

100 Gramm eingeweichte Kichererbsen | ½ Schalotte | 1 Zehe Knoblauch | 1 EL gemahlene Walnüsse | 1 EL Petersilie gehackt | eine Messerspitze Kreuzkümmel gemahlen | etwas Zitronenabrieb | Steinsalz | Pfeffer | Öl zum Frittieren

Für die Kapernsauce

1 Schalotte | 1 TL Butter | ½ TL Mehl | 50 ml Gemüsebrühe | 50 ml Sojasahne | 1 EL Kapern gehackt | 1 EL Kerbel gehackt | etwas Zitronenabrieb | Steinsalz | Pfeffer

Zubereitung:

Die Kichererbsen mit der Schalotte und dem Knoblauch durch den Fleischwolf geben oder sehr klein hacken. Mit den Nüssen, der Petersilie, Kümmel und Zitronenabrieb vermengen und mit Salz und Pfeffer würzen. Die Masse kurz stehen lassen, zu kleinen Laibchen formen und im heißen Öl frittieren. In der Zwischenzeit die Schalotte fein hacken und in der Butter anschwitzen. Mit dem Mehl stäuben und mit der Brühe aufgießen. Mit der Sojasahne verfeinern und mit dem Schneebesen gut durchrühren. Es sollen keine Klumpen zurückbleiben. Die Kapern und den Kerbel hinzugeben, mit Zitronenabrieb, Salz und Pfeffer würzen, kurz aufkochen lassen und zu den gebackenen Falafel anrichten.

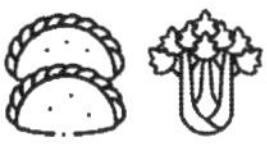

Gebackener Staudensellerie

Kalorien: 343,5 kcal | Eiweiß: 6 Gramm | Fett: 10 Gramm | Kohlenhydrate: 55,1 Gramm

Zutaten für eine Portion:

200 Gramm Stangensellerie 5 cm Stifte geschnitten | 2 EL Reismehl | 150 ml eiskaltes Wasser | 50 Gramm Mehl | 3 EL Maismehl | 1 TL Currypulver scharf | ½ TL Paprikapulver geräuchert | ½ TL Weinstein Backpulver | Steinsalz | Öl zum Frittieren

Zubereitung:

Den Sellerie im Reismehl wenden. Aus den restlichen Zutaten einen dickflüssigen Backteig rühren. Den Sellerie durch den Backteig ziehen. Das Öl auf 170° Celsius erhitzen und den Sellerie für 3 Minuten darin frittieren.

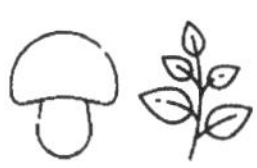

Gebratene Champignons mit Kräutern

Kalorien: 143,9 kcal | Eiweiß: 10,4 Gramm | Fett: 6,6 Gramm | Kohlenhydrate: 9,7 Gramm

Zutaten für eine Portion:

120 Gramm weiße und 120 Gramm braune Champignons | 1 rote Zwiebel in Streifen geschnitten | 1 Zehe Knoblauch blättrig geschnitten | 1 EL Olivenöl | 1 EL Kombuchaessig | 1 EL Balsamicoessig | eine Messerspitze Kreuzkümmel gemahlen | 1 EL Bärlauch gehackt | 1 EL Petersilie gehackt | 1 EL Schnittlauchringe | 1 TL Liebstöckel gehackt | Steinsalz | Pfeffer | 1 EL Parmesan gehobelt zum Garnieren

Zubereitung:

Die Champignons mit der Zwiebel und dem Knoblauch im Olivenöl anbraten. Mit dem Kombuchaessig ablöschen und mit dem Balsamico verfeinern. Mit Kümme, Bärlauch, Petersilie, Schnittlauch und Liebstöckel aromatisieren und mit Steinsalz und Pfeffer würzen. Für etwa 3 Minuten dünsten lassen, anrichten und mit dem Parmesan garnieren.

Gebratene Radieschen mit Lachs

Kalorien: 442 kcal | Eiweiß: 36,6 Gramm | Fett: 28,1 Gramm | Kohlenhydrate: 7,5 Gramm

Zutaten für eine Portion:

150 Gramm Radieschen halbiert | 1 Zehe Knoblauch blättrig geschnitten | 1 Chili gehackt | 1 EL Olivenöl | ½ TL Thymian | Saft einer halber Bio-Zitrone | Steinsalz | Pfeffer | 150 Gramm Lachsfilet mit Haut

Zubereitung:

Die Radieschen, den Knoblauch und die Chili im Olivenöl anbraten. Mit Thymian, Zitronensaft, Salz und Pfeffer würzen. Den Lachs bei mittlerer Hitze für etwa 3 Minuten auf der Hautseite braten und weitere 2 Minuten auf der Innenseite braten. Zusammen mit dem Gemüse anrichten. Die Haut sollte richtig kross und knusprig sein.

Gebratener Tempeh indisch

Kalorien: 233,7 kcal | Eiweiß: 17,6 Gramm | Fett: 9,2 Gramm | Kohlenhydrate: 18,5 Gramm

Zutaten für eine Portion:

½ rote Zwiebel in Streifen geschnitten | 150 Gramm Tempeh 1 cm Streifen geschnitten | 1 TL Kokosöl | 1 TL Garam Masal | eine Messerspitze Schwarzkümmel | eine Prise Bockshornklee | 1 EL Zitronensaft | 100 Gramm Joghurt | 1 EL Sojasauce | Pfeffer | 2 Frühlingszwiebel 2 cm Stücke geschnitten

Zubereitung:

Die Zwiebel und den Tempeh im Kokosöl knusprig anbraten und mit Garam Masala, Schwarzkümmel und Bockshornklee kräftig abschmecken. Mit dem Zitronensaft ablöschen und das Joghurt einrühren. Mit Sojasauce und Pfeffer würzen, anrichten und mit der Frühlingszwiebel garnieren. Du kannst die Frühlingszwiebel auch gerne klein schneiden und kurz mitrösten, wenn du sie gebraten besser verträgst. Anstatt Tempeh kannst du auch gerne Tofu oder Seitan verwenden.

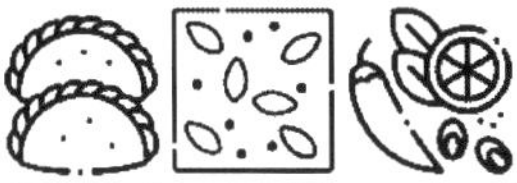

Gebackener Tempeh süß-sauer

Kalorien: 531,7 kcal | Eiweiß: 40,4 Gramm | Fett: 27,7 Gramm | Kohlenhydrate: 26,4 Gramm

Zutaten für eine Portion:

1 rote Zwiebel grob geschnitten | ¼ rote, ¼ gelbe Paprika 1 cm Würfel | 1 TL Kokosöl | ½ TL Tomatenmark | 2 EL Apfelessig | 150 Gramm stückige Tomaten | etwas Oregano | 1 TL Hoisin Sauce | Steinsalz | Pfeffer | 100 Gramm Tempeh | 1 EL Maismehl | eine Messerspitze Currypulver scharf | 2 EL Kokosmilch | 40 Gramm Kokosraspeln | Öl zum Frittieren

Zubereitung:

Die Zwiebel und den Paprika im Kokosöl anbraten. Das Tomatenmark kurz mitrösten und mit dem Essig ablöschen. Mit den stückigen Tomaten aufgießen und mit Oregano, Hoisin Sauce, Salz und Pfeffer würzen. Wenn du es noch schärfer magst, kannst du auch Cayennepfeffer verwenden oder eine Chili dazugeben. Das Maismehl mit dem Curry und der Kokosmilch verrühren und den klein geschnittenen Tempeh durchziehen. In den Kokosraspeln panieren und im heißen Öl frittieren. Die knusprigen gebackenen Stücke auf der süß-sauren Sauce anrichten.

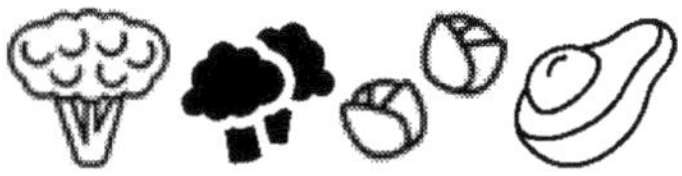

Gabackenes Gemüse mit Avocadosauce

Kalorien: 506,1 kcal | Eiweiß: 19 Gramm | Fett: 35,5 Gramm | Kohlenhydrate: 23,9 Gramm

Zutaten für eine Portion:

Für das Gemüse

60 Gramm Blumenkohlröschen | 60 Gramm Brokkoliröschen | 60 Gramm Champignons | 2 EL Mehl | 2 Eier | 2 EL Milch | ½ TL Oregano | ½ TL Paprikapulver | Salz | 50 Gramm Mandeln gerieben

Für die Avocadocreme

½ Avocado | 1 TL Limettensaft | eine Messerspitze Chilipulver | 1 EL Schnittlauchringe | Steinsalz | Pfeffer

Zubereitung:

Das Gemüse im Mehl wenden. Die Eier mit der Milch und den Gewürzen verquirlen und das Gemüse durchziehen. Zuletzt in den Mandeln panieren. Das Gemüse bei 180° Celsius im Airfryer oder im Backofen für 20 Minuten backen. Du kannst alles auch in heißem Fett frittieren, dann musst du jedoch mehr Kalorien rechnen. Die Avocado mit einer Gabel zerdrücken und mit den restlichen Zutaten würzen. Zum Gemüse anrichten.

Gefüllte Champignons mit Blumenkohl-Reis

Kalorien: 211,3 kcal | Eiweiß: 22,7 Gramm | Fett: 8,8 Gramm | Kohlenhydrate: 8,8 Gramm

Zutaten für eine Portion:

3 große Champignons | 100 Gramm Blumenkohl fein gehackt | ¼ rote Paprika fein gewürfelt | 80 Gramm Kräuterfrischkäse | 1 Ei | 30 Gramm geriebener Gouda | ½ TL Thymian | 1 EL Schnittlauchringe | eine Messerspitze Chilipulver | Steinsalz | Pfeffer

Zubereitung:

Die Champignons vom Stiel befreien und diesen fein hacken. Die gehackten Stiele mit dem Blumenkohl, Paprika, Frischkäse, Ei und Gouda vermengen und mit Thymian, Schnittlauch, Chili, Salz und Pfeffer würzen. Die Pilze damit füllen. Im Ofen bei - 180° Celsius und Ober- und Unterhitze für 20 Minuten backen.

Gefüllte Paprika mit Soja

Kalorien: 411,6 kcal | Eiweiß: 25,8 Gramm | Fett: 13,6 Gramm | Kohlenhydrate: 43,7 Gramm

Zutaten für eine Portion:

1 rote Paprika | 80 Gramm Sojahackfleisch | 80 Gramm Reis gekocht | 1 Frühlingszwiebel klein geschnitten | 1 EL Petersilie gehackt | ½ TL Ingwer gerieben | 1 Ei | Steinsalz | Pfeffer | 100 Gramm passierte Tomaten | ½ TL Oregano

Zubereitung:

Die Paprika halbieren und von den Kernen befreien. Das Sojahack mit dem Reis, den Frühlingszwiebel, der Petersilie, Inger und dem Ei vermengen und mit Salz und Pfeffer würzen. Die passierten Tomaten mit Oregano würzen und in eine kleine Auflaufform geben. Die Paprika mit der Reismasse füllen und in die Auflaufform geben. Bei 180° Celsius für 30 Minuten im Ofen backen.

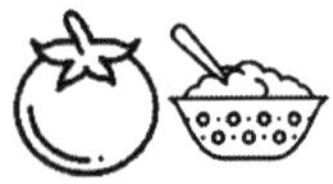

Gefüllte Tomaten mit Quinoa

Kalorien: 275,4 kcal | Eiweiß: 11,6 Gramm | Fett: 5,5 Gramm | Kohlenhydrate: 43,1 Gramm

Zutaten für eine Portion:

50 Gramm Instant-Quinoa | 1 EL Erbsen | 1 EL Mais | ½ TL Rosmarin fein gehackt | 1 Zehe Knoblauch fein gehackt | 1 EL Koriander gehackt | 1 TL Garam Masala | 100 ml heiße Gemüsebrühe | 1 große Fleischtomate | 1 TL Parmesan gerieben

Zubereitung:

Den Quinoa mit den Erbsen, Mais, Rosmarin, Knoblauch und Garam Masala vermengen und mit der kochenden Brühe übergießen. Für 10 Minuten quellen lassen. Die Tomate halbieren und vorsichtig mit dem Löffel aushöhlen. Die Quinoa-Masse einfüllen und mit dem Parmesan bestreuen. Im Backofen bei 180° Celsius und Ober - und Unterhitze für 20 Minuten backen.

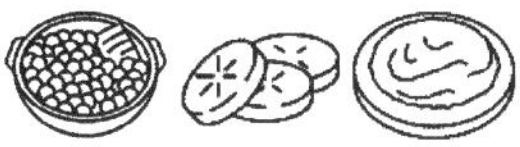

Gemüselaibchen mit Hummus

Kalorien: 410,6 kcal | Eiweiß: 16,4 Gramm | Fett: 16,8 Gramm | Kohlenhydrate: 45,6 Gramm

Zutaten für eine Portion:

Für die Gemüselaibchen

80 Gramm Kartoffeln geraspelt | 50 Gramm Kohlrabi geraspelt | ¼ Zucchini geraspelt | 1 Eigelb | 2 EL Sojakleie | 1 TL Maismehl | ½ TL Oregano | eine Messerspitze Kreuzkümmel gemahlen | Steinsalz | Pfeffer | Pflanzenöl zum braten

Für den Humus

100 Gramm Kichererbsen aus der Dose | 1 Zehe Knoblauch | ½ TL Tahini | 1 EL Koriander gehackt | eine Messerspitze Currypulver | 1 TL Olivenöl | Steinsalz | Pfeffer

Zubereitung:

Für die Gemüselaibchen alle Zutaten vermischen und für 15 Minuten ziehen lassen. Aus der Masse Laibchen formen und diese für 3 bis 4 Minuten je Seite bei mittlerer Hitze braten. In der Zwischenzeit alle Zutaten für den Hummus im Mixer, in der Küchenmaschine oder mit dem Stabmixer zu einer cremigen Paste pürieren. Nach Bedarf abschmecken und zu den Laibchen anrichten.

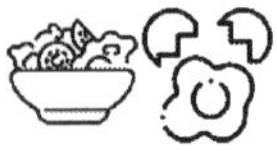

Großer Salat mit Spiegelei

Kalorien: 257,9 kcal | Eiweiß: 12 Gramm | Fett: 18,8 Gramm | Kohlenhydrate: 8,2 Gramm

Zutaten für eine Portion:

50 Gramm Rucola | ¼ Fenchel dünn gehobelt | 1 Radieschen gehobelt | ¼ Gurke in kleine Würfel geschnitten | 1 EL Rotweinessig | 1 EL Olivenöl | Steinsalz | Pfeffer | 2 Eier | ½ TL Butter | 1 EL Schnittlauchringe zum Bestreuen

Zubereitung:

Das Gemüse zu einem Salat mischen und aus Essig, Öl, Salz und Pfeffer eine Marinade rühren. Den Salat damit anmachen. In der Butter die Eier zu Spiegeleiern braten und diese auf dem Salat anrichten. Mit dem Schnittlauch bestreuen.

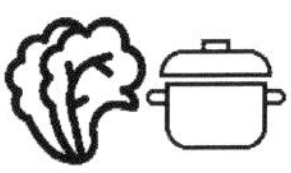

Grünkohl Eintopf

Kalorien: 163,5 kcal | Eiweiß: 8 Gramm | Fett: 9,1 Gramm | Kohlenhydrate: 11,3 Gramm

Zutaten für eine Portion:

1 Schalotte in Streifen geschnitten | 1 Zehe Knoblauch gehackt | ½ Karotte 5 mm Würfel | 50 Gramm Sellerie 5 mm Würfel | 1 EL Olivenöl | 150 Gramm Grünkohl in Mundgerechte Stücke geschnitten | 200 ml Gemüsebrühe | ½ TL Kreuzkümmel gemahlen | eine Messerspitze Ingwerpulver | etwas Majoran | 1 TL mittelscharfer Senf | Steinsalz | Pfeffer

Zubereitung:

Die Schalotte, den Knoblauch, die Karotte und den Sellerie im Olivenöl anbraten. Den Grünkohl hinzugeben, durchschwenken und mit der Brühe aufgießen. Mit Kümmel, Ingwer und Majoran würzen und den Senf einrühren. Für 20 Minuten kochen lassen und vor dem Anrichten mit Salz und Pfeffer abschmecken.

Hirse-Laibchen 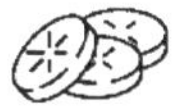

Kalorien: 435,9 kcal | Eiweiß: 18,2 Gramm | Fett: 23 Gramm | Kohlenhydrate: 36 Gramm

Zutaten für eine Portion:

50 Gramm Hirse | 100 ml Gemüsebrühe | 2 EL Gouda gerieben | 1 Eigelb | 1 EL geriebene Walnüsse | 1 EL Petersilie | eine Messerspitze Knoblauchpulver | Steinsalz | Pfeffer | eine Prise Muskatnuss | Olivenöl zum Braten

Zubereitung:

Die Hirse mit der Brühe erhitzen und für 15 Minuten bei geringer Hitze ziehen lassen. Leicht auskühlen lassen und mit den restlichen Zutaten vermischen. Aus der Masse kleine Laibchen formen und diese für 2 Minuten je Seite braten.

Lachs mit feuriger Salsa 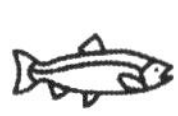

Kalorien: 460,2 kcal | Eiweiß: 38,1 Gramm | Fett: 24,8 Gramm | Kohlenhydrate: 17,9 Gramm

Zutaten für eine Portion:
Für die feurige Salsa

1 kleine rote Zwiebel gewürfelt | 1 Zehe Knoblauch gehackt | 1 Chili gehackt | ¼ rote Paprika gewürfelt | 1 TL Olivenöl | 80 Gramm passierte Tomaten | 1 Tomaten klein gewürfelt | Steinsalz | Pfeffer | 1 TL Koriander gehackt

Für den Lachs

150 Gramm Lachsfilet | Zitronensalz | 1 TL Olivenöl | 1 Zehe Knoblauch zerdrückt | 1 Zweig Thymian | 1 Zweig Rosmarin

Zubereitung:

Alle Zutaten für die Salsa vermengen und einmal gut aufkochen lassen. Den Lachs mit dem Zitronensalz bestreuen und im Olivenöl auf der Hautseite für 3 Minuten anbraten. Knoblauch, Thymian und Rosmarin ebenfalls in die Pfanne geben. Den Lachs wenden und für 2 Minuten fertig garen. Zusammen mit der Salsa anrichten. Die Salsa kann heiß oder kalt serviert werden, sie eignet sich auch als Dip-Sauce für Gemüse, Chips und Co.

Liebstöckel Palatschinken mit Tomatenfülle

Kalorien: 307,4 kcal | Eiweiß: 13,5 Gramm | Fett: 15,1 Gramm | Kohlenhydrate: 21,2 Gramm

Zutaten für eine Portion:

120 ml Buttermilch | 2 Eier | 2 gehäufte EL Mehl | 1 EL gehackter Liebstöckel | eine Prise Muskatnuss | Butter zum Braten | 2 entkernte Tomaten kleine gewürfelt | ½ rote Zwiebel fein gewürfelt | 20 Gramm Feta zerbröselt | 10 Gramm Rucola grob geschnitten |etwas frischer Thymian | Steinsalz | Pfeffer

Zubereitung:

Aus der Buttermilch, den Eiern, dem Mehl und dem Liebstöckel einen glatten Teig rühren und mit Muskat abschmecken. In etwas Butter zwei dünne Palatschinken braten. In der Zwischenzeit die Tomaten mit der Zwiebel anbraten und den Feta hinzugeben. Vom Herd nehmen und mit Thymian, Salz und Pfeffer würzen. Die Palatschinken damit bestreichen, den Rucola darauf verteilen und die Palatschinken einrollen.

Linsen Dhal 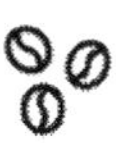

Kalorien: 410,9 kcal | Eiweiß: 23,9 Gramm | Fett: 10 Gramm | Kohlenhydrate: 53,6 Gramm

Zutaten für eine Portion:

½ TL Kreuzkümmel | ½ TL Currypulver | ½ rote Zwiebel klein geschnitten | 1 TL Kokosöl | 80 Gramm rote Linsen | ½ Stange Staudensellerie 5mm Würfel geschnitten| 1 Tomate klein gewürfelt | 150 ml Gemüsebrühe | Steinsalz | Pfeffer | 1 EL Koriander gehackt zum Garnieren

Zubereitung:

Kümmel und Curry mit der Zwiebel im Kokosöl anschwitzen. Die Linsen, den Staudensellerie und die Tomaten hinzugeben und für einige Minuten dünsten. Mit der Brühe aufgießen und würzen. Dir Linsen weich kochen, anrichten und mit Koriander bestreuen.

Linsen Schmortopf mit Granatapfel

Kalorien: 521,6 kcal | Eiweiß: 30,4 Gramm | Fett: 5,7 Gramm | Kohlenhydrate: 80,2 Gramm

Zutaten für eine Portion:

60 Gramm Hokkaido Kürbis in 2 cm Würfel| 60 Gramm Kartoffel in 1 cm Würfel | 60 Gramm rote Linsen | 1 rote Zwiebel grob geschnitten | 1 Zehe Knoblauch gerieben | 150 Gramm stückige Tomaten | 20 ml Rotwein | 1 Lorbeerblatt | eine Messerspitze Kreuzkümmel gemahlen | ½ TL Majoran | Steinsalz | Pfeffer | 10 Gramm Lauchringe zum Garnieren | 20 Gramm Feta zerbröselt zum Garnieren

Zubereitung:

Alle Zutaten in einen kleinen Römertopf geben. Im Ofen bei 180° Celsius und Ober- und Unterhitze für 35 Minuten garen. Zum Anrichten mit Lauch und Feta bestreuen.

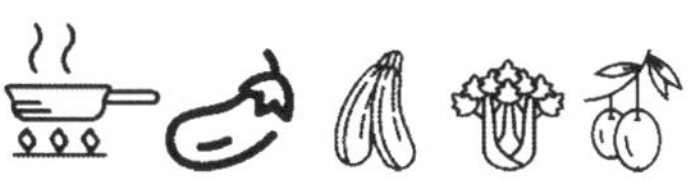

Mediterrane Pfanne mit Oliven

Kalorien: 197,3 kcal | Eiweiß: 5,1 Gramm | Fett: 11,6 Gramm | Kohlenhydrate: 16,7 Gramm

Zutaten für eine Portion:

100 Gramm Aubergine | ½ Zucchini | 50 Gramm Stangensellerie | 2 Schalotten geviertelt | 2 Zehen Knoblauch in Streifen geschnitten | 1 EL Olivenöl | 6 grüne Oliven mit Mandelkern | 4 Kirschtomaten halbiert | 1 TL italienische Gewürzmischung | 2 EL Balsamicoessig | Steinsalz | Pfeffer | Basilikum zum Garnieren

Zubereitung:

Die Auberginen, den Stangensellerie, die Schalotten und den Knoblauch in gleichgroße Stücke schneiden und im Olivenöl anbraten. Die Oliven klein hacken und mit den Kirschtomaten hinzugeben. Mit der Gewürzmischung abschmecken und mit Balsamicoessig ablöschen. Salzen, pfeffern, nach weiteren 6 Minuten anrichten und mit Basilikum garnieren.

Miso Ramen 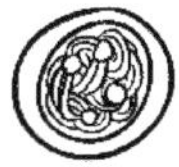

Kalorien: 228,3 kcal | Eiweiß: 11,3 Gramm | Fett: 7,1 Gramm | Kohlenhydrate: 28,3 Gramm

Zutaten für eine Portion:

Für die Brühe

300 ml Wasser | 1 TL Misopaste | 1 EL Noriflocken | 2 EL Sojasauce | 1 cm Ingwer in Scheiben geschnitten

Für die Einlage

80 Gramm Ramennudeln | 1 Pak Choi | 2 Shiitake | 1 EL Mais | 30 Gramm junger Lauch in Ringe geschnitten | 1 wachsweiches Ei halbiert | 1 EL Koriander grob gehackt

Zubereitung:

Das Wasser aufkochen und die Misopaste darin auflösen. Mit den Noriflocken, der Sjasauce und dem Ingwer würzen und für 6 Minuten gut kochen lassen. Die Ramennudeln darin garen. Den Pak Choi, die Pilze, den Mais und den Lauch kurz in Wasser blanchieren und in eine Schüssel geben. Mit der kochenden Suppe übergießen. Mit dem halben Ei garnieren und mit dem Koriander bestreuen.

One Pot Hirse Eintopf 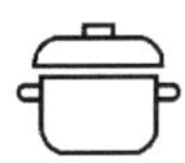

Kalorien: 244,1 kcal | Eiweiß: 8,1 Gramm | Fett: 1,3 Gramm | Kohlenhydrate: 48,6 Gramm

Zutaten für eine Portion:

1 Schalotte klein geschnitten | 1 Zehe Knoblauch gehackt | ¼ Karotte 5 mm Würfel | 30 Gramm Kohlrabi 5 mm Würfel | 50 Gramm Hirse | 50 ml Gemüsebrühe | 80 Gramm stückige Tomaten | ½ TL Kräuter der Provence | eine Messerspitze Kreuzkümmel gemahlen | Steinsalz | Pfeffer | 1 EL Frühlingszwiebelringe zum Garnieren

Zubereitung:

Alle Zutaten in einen Topf geben und mit einem Deckel verschließen. Für etwa 20 Minuten bei geringer Hitze köcheln lassen, anrichten und mit den Frühlingszwiebel bestreuen.

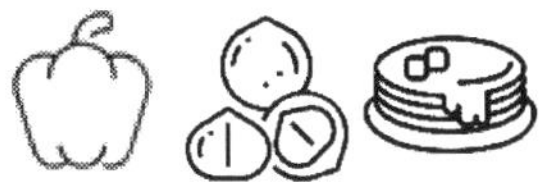

Pikante Nuss-Pfannkuchen

Kalorien: 461,3 kcal | Eiweiß: 16,4 Gramm | Fett: 27,8 Gramm | Kohlenhydrate: 33,2 Gramm

Zutaten für eine Portion:

Für die Pfannkuchen

100 ml Mandelmilch | 2 Eier | 2 EL Mehl | 1 EL geriebene Haselnüsse | 1 EL Schnittlauchringe | etwas Butter zum Braten

Für die Füllung

½ rote Zwiebel gehackt | ½ rote Paprika fein gewürfelt | ½ TL Olivenöl | ½ TL Paprikapulver scharf | 2 EL Frischkäse | ½ TL Oregano | 1 EL Frühlingszwiebelringe | Steinsalz | Pfeffer

Zubereitung:

Aus den Zutaten für die Pfannkuchen einen glatten Teig rühren und in etwas Butter zwei dünne Pfannkuchen, oder einen dickeren Pfannkuchen backen. Zwiebel und Paprika im Olivenöl anbraten und mit Paprikapulver würzen. Den Frischkäse einrühren und mit Oregano, Frühlingszwiebel, Salz und Pfeffer abschmecken. Die Pfannkuchen damit füllen und einrollen.

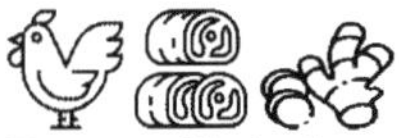

Putenrolle in Ingwersauce

Kalorien: 490,1 kcal | Eiweiß: 36,7 Gramm | Fett: 32,3 Gramm | Kohlenhydrate: 9,8 Gramm

Zutaten für eine Portion:

120 Putenschnitzel dünn plattiert | Steinsalz | Pfeffer | 1 EL Tomatenpesto | 1 TL Olivenöl | 1 Schalotte in Streifen geschnitten | 30 Gramm Ingwer in dünne Streifen geschnitten | ½ TL Currypulver | 100 ml Sojasahne | 1 EL Minze in Streifen geschnitten zum Garnieren

Zubereitung:

Die Pute salzen, pfeffern, mit Pesto füllen und einrollen. Im Olivenöl rundherum scharf anbraten. Bei 100° Celsius im Backofen für 15 Minuten backen. Die Schalotten und den Ingwer in der selben Pfanne anschwitzen. Das Currypulver kurz mitrösten und mit dem Zitronensaft ablöschen. Mit der Sojasahne aufgießen, salzen und pfeffern. Die Putenrollen noch kurz in der Sauce wenden. Anrichten und mit der Minze garnieren.

Putensteak mit Guacamole 

Kalorien: 454,6 kcal | Eiweiß: 46,7 Gramm | Fett: 22,1 Gramm | Kohlenhydrate: 14 Gramm

Zutaten für eine Portion:

180 Gramm Putensteak | Selleriesalz | bunter Steakpfeffer | ½ TL Olivenöl | ½ Avocado | ¼ rote Zwiebel fein gewürfelt | ½ Zehe Knoblauch gerieben | 1 grüne Chilischote fein gehackt | 1 TL Limettensaft | etwas Limettenabrieb | 1 EL Petersilie fein gehackt | ½ Tomate entkernt, klein gewürfelt

Zubereitung:

Die Pute salzen und pfeffern und im Olivenöl von beiden Seiten für gut 2 Minuten brateb, Die Avocado mit der Gabel zerdrücken und mit Knoblauch, Zwiebel und Chili verrühren. Mit dem Limettensaft und Abrieb abschmecken. Die Petersilie und die entkernten Tomaten unterrühren und zum Putensteak anrichten.

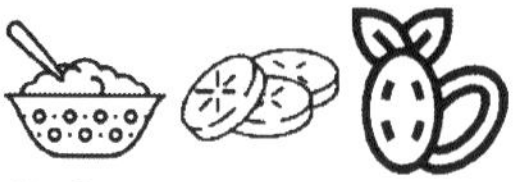

Quinoa Bratlinge mit Datteln

Kalorien: 467,8 kcal | Eiweiß: 14,3 Gramm | Fett: 20,2 Gramm | Kohlenhydrate: 53,9 Gramm

Zutaten für eine Portion:

100 Gramm Quinoa gekocht | ¼ Zucchini geraspelt | 3 Datteln gehackt | 1 Ei | 2 EL geriebene Walnüsse | 1 EL Koriander gehackt | eine Messerspitze Kreuzkümmel gemahlen | eine Prise Nelkenpulver | Steinsalz | Pfeffer | eine Prise Muskatnuss | Pflanzenöl zum Braten | 1 EL Sauerrahm als Dip

Zubereitung:

Den Quinoa mit den restlichen Zutaten vermengen und mit den Gewürzen abschmecken. Für 10 Minuten durchziehen lassen und zu kleinen Bratlingen formen. Diese in etwas Öl für je 3 Minuten pro Seite braten. Anrichten und mit etwas Sauerrahm zum Dippen genießen. Du kannst den Sauerrahm natürlich auch mit den Gewürzen abschmecken.

Quinoa Laibchen 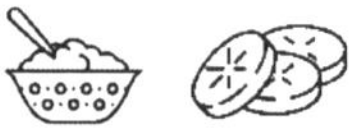

Kalorien: 395,6 kcal | Eiweiß: 16,7 Gramm | Fett: 18,8 Gramm | Kohlenhydrate: 37,1 Gramm

Zutaten für eine Portion:

100 Gramm Quinoa gegart | ¼ Zucchini fein gerieben | 1 Schalotte gehackt | ½ Zehe Knoblauch fein gehackt | ½ TL Ingwer gerieben | 1 Ei | 2 EL Parmesan gerieben | 1 EL Walnüsse gemahlen | ½ TL Rosmarin fein gehackt | Steinsalz | Pfeffer | Öl zum Braten

Zubereitung:

Alle Zutaten vermengen und kräftig abschmecken. Für 20 Minuten quellen lassen und aus der Masse Laibchen formen. Die Laibchen für 3 Minuten je Seite bei mittlerer Hitze braten. Wenn du noch genügend Kalorien für deinen Tagesbedarf zur Verfügung hast, kannst du einen Salat zu den Laibchen essen.

Rindersteak mit Rotweinsauce

Kalorien: 286,9 kcal | Eiweiß: 39,7 Gramm | Fett: 12,4 Gramm | Kohlenhydrate: 2,2 Gramm

Zutaten für eine Portion:

180 Gramm Hüftsteak | Salz | Pfeffer | 1 Schalotte fein gewürfelt | 200 ml Rotwein | 100 ml Rinderfond 1 kleiner Zweig Thymian | ½ Zweig Rosmarin | ½ Lorbeerblatt | 1 TL eiskalte Butter

Zubereitung:

Das Steak scharf anbraten und für 1 Minute je Seite braten lassen. Im Ofen bei 120° Celsius und Ober- und Unterhitze für 15 Minuten fertig garen. Die Schalotte in der Steakpfanne anschwitzen. Mit dem Rotwein und dem Fond aufgießen. Thymian, Rosmarin und Lorbeerblatt dazu geben und auf etwa 1/3 der Flüssigkeit reduzieren. Den Saucenfond abseihen und mit der kalten Butter montieren. Mit Salz und Pfeffer abschmecken und zusammen mit dem Steak anrichten.

Rindersteak mit Schokosauce

Kalorien: 419,2 kcal | Eiweiß: 39,5 Gramm | Fett: 24,7 Gramm | Kohlenhydrate: 6,6 Gramm

Zutaten für eine Portion:

180 Gramm Rinderfilet | Salz | Pfeffer | 1 TL Olivenöl | 1 Schalotte fein gewürfelt | eine Messerspitze Ingwer gerieben | 2 EL Rotweinessig | 100 ml Rinderfond | 50 ml Sahne fettreduziert | eine Prise Kardamom | ½ TL Schokolade zartbitter 80% gerieben

Zubereitung:

Das Fleisch salzen, pfeffern, im Olivenöl für gut zwei Minuten pro Seite anbraten und aus der Pfanne nehmen. In derselben Pfanne die Schalotte mit dem Ingwer anschwitzen und mit dem Rotweiessig und dem Fond aufgießen. Mit der Sahne verfeinern und mit Kardamom, Salz und Pfeffer würzen. Einkochen lassen und mit der Schokolade abrunden. Das Steak in die Pfanne geben und bis zur gewünschten Garstufe fertig garen lassen.

Rotkohl Eintopf 

Kalorien: 245,2 kcal | Eiweiß: 26,5 Gramm | Fett: 5 Gramm | Kohlenhydrate: 18,2 Gramm

Zutaten für eine Portion:

100 Gramm Hühnerbrust ohne Haut in 3 cm Würfel | ½ rote Zwiebel klein gewürfelt | 1 TL Olivenöl | 100 Gramm Rotkohl in mundgerechte Stücke schneiden | 20 ml Rotwein | 200 ml Gemüsebrühe | ½ kleine Birne klein gewürfelt | 40 Gramm Lauch in Ringe geschnitten | ½ TL 5-Gewürzemischung | etwas Thymian | eine Messerspitze Kreuzkümmel gemahlen | Steinsalz | Pfeffer | 1 EL Schmand als Garnitur

Zubereitung:

Das Huhn und den Zwiebel im Olivenöl anbraten, den Rotkohl hinzugeben und mit dem Rotwein ablöschen. Mit der Brühe aufgießen. Birne und Lauch hinzugeben und mit den Gewürzen abschmecken. Für 10 Minuten bei kleiner Hitze köcheln lassen. Anrichten und mit etwas Schmand verfeinern.

Salat mit Huhn und Nüssen 

Kalorien: 454,6 kcal | Eiweiß: 26,6 Gramm | Fett: 31,3 Gramm | Kohlenhydrate: 13,2 Gramm

Zutaten für eine Portion:

140 Gramm Hühnerbrust in Streifen geschnitten | 1 TL Olivenöl | eine Messerspitze Paprikapulver | eine Messerspitze Knoblauchpulver | Steinsalz | Pfeffer | 1 Romanasalat | 30 Gramm Rucola | ¼ Gurke in halbe Scheiben geschnitten | 3 gelbe Kirschtomaten halbiert | 2 EL geröstet Walnüsse gehackt | 50 Gramm Joghurt | 1 EL Apfelessig | ½ TL Currypulver | 1 EL Petersilie gehackt zum Garnieren

Zubereitung:

Die Hühnerbrust mit den Gewürzen einreiben und im Olivenöl braten. Aus Romanasalat, Rucola, Gurke und Kirschtomaten einen Salat machen. Walnüsse, Joghurt, Apfelessig, Curry, Salz, Pfeffer und Knoblauch eine Marinade rühren und den Salat damit anmachen. Die Hühnerbrust auf dem Salat verteilen und mit gehackter Petersilie ausgarnieren.

Seezunge mit Spinat

Kalorien: 290,7 kcal | Eiweiß: 35,2 Gramm | Fett: 14,2 Gramm | Kohlenhydrate: 3,5 Gramm

Zutaten für eine Portion:

160 Gramm Seezungenfilet | Steinsalz | Pfeffer | 1 EL Creme Fraiche | 1 Zehe Knoblauch fein gehackt | 1 TL geröstet Pinienkerne geröstet | 20 Gramm Babyblattspinat | 1 TL Butter zum Braten | etwas Zitronensaft zum Beträufeln

Zubereitung:

Den Fisch salzen, pfeffern und die Creme Fraiche mit Knoblauch, Pinienkernen und grob gehacktem Spinat vermengen. Den Fisch damit bestreichen und einrollen. Mit einem Zahnstocher fixieren und in der Butter von allen Seiten braten. Den Fisch für zwei Minuten durchziehen lassen, anrichten und mit Zitronensaft beträufeln.

Seitan in Currysauce

Kalorien: 384,3 kcal | Eiweiß: 39,3 Gramm | Fett: 12,5 Gramm | Kohlenhydrate: 26,2 Gramm

Zutaten für eine Portion:

1 Schalotte gewürfelt | ½ TL Ingwer gerieben | 100 Gramm Seitan in 1 cm Streifen geschnitten | 1 TL Sesamöl | 1 TL Currypulver mild | 1 EL Limettensaft | 50 Gramm helle Weintrauben halbiert | 150 ml Sojasahne | 1 EL Sojasauce | eine Messerspitze Cayennepfeffer | 1 EL Schnittlauch zum Garnieren

Zubereitung:

Die Schalotte, den Ingwer und den Seitan im Sesamöl anbraten. Mit dem Curry bestäuben und mit dem Limettensaft ablöschen. Die halbierten Weintrauben hinzugeben und gut mitrösten. Mit der Sahne aufgießen und mit Sojasauce und Cayennepfeffer gut abschmecken. Für etwa 5 Minuten einköcheln lassen, anrichten und mit Schnittlauch garnieren.

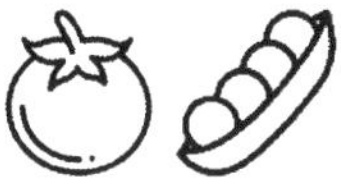

Shakshuka mit Bohnen

Kalorien: 246,5 kcal | Eiweiß: 13,9 Gramm | Fett: 6,4 Gramm | Kohlenhydrate: 31,8 Gramm

Zutaten für eine Portion:

200 Gramm stückige Tomaten | ½ Zehe Knoblauch gehackt | ½ rote Zwiebel fein gewürfelt | 80 Gramm grüne Bohnen | 50 Gramm weiße Bohnen | eine Prise Koriander gemahlen | eine Messerspitze Kreuzkümmel gemahlen | eine Messerspitze Chilipulver | Steinsalz | Pfeffer | 1 Ei | 1 EL Petersilie gehackt zu Garnieren

Zubereitung:

Alle Zutaten bis auf das Ei und die Petersilie in eine Pfanne geben und zu einer aromatischen Sauce einkochen. Die Sauce richtig kochen lassen und das rohe Ei in die kochende Flüssigkeit einschlagen. Hier gar ziehen lassen. Mit der Petersilie bestreuen und am besten stilecht in der Pfanne servieren.

Sobanudeln Arrabiata 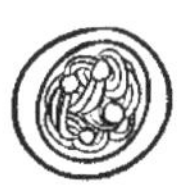

Kalorien: 205,5 kcal | Eiweiß: 8 Gramm | Fett: 2,4 Gramm | Kohlenhydrate: 36,6 Gramm

Zutaten für eine Portion:

100 Gramm Sobanudeln | 2 Zehen Knoblauch blättrig geschnitten | 1 Chili gehackt | 100 Gramm stückige Tomaten | Steinsalz | Pfeffer | Basilikum zum Garnieren

Zubereitung:

Knoblauch, Chili und Tomaten zu einer Sauce kochen und mit Salz und Pfeffer würzen. Die Sobanudeln für drei Minuten in kochendem Salzwasser kochen, abseihen, abschrecken und in einem Teller anrichten. Mit der dampfenden Sauce übergießen und mit Basilikum garnieren.

Sobanudeln Carbonara 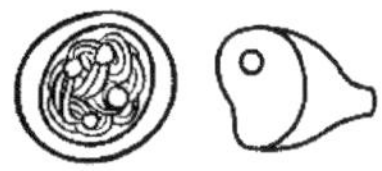

Kalorien: 484,7 kcal | Eiweiß: 34,1 Gramm | Fett: 25,7 Gramm | Kohlenhydrate: 25,8 Gramm

Zutaten für eine Portion:

100 Gramm Sobanudeln | 1 Schalotte fein gewürfelt | 50 Gramm Parmaschinken in Streifen geschnitten | 1 TL Olivenöl | 2 Eigelbe | 5 EL Pecorino gerieben | Steinsalz | schwarzer Pfeffer aus der Mühle | 1 EL Petersilie zum Garnieren

Zubereitung:

Die Sobanudeln für drei Minuten in kochendem Salzwasser kochen, abseihen und abschrecken. Die Schalotte mit dem Parmaschinken im Olivenöl anschwitzen. Die Nudeln hinzugeben und das Eigelb versprudeln und darüber gießen. Mit Pecorino bestreuen und vermengen. Mit Salz und Pfeffer würzen, anrichten und mit Petersilie garnieren.

Sobanudeln mit Knoblauch und Garnelen

Kalorien: 384,1 kcal | Eiweiß: 31,8 Gramm | Fett: 11,6 Gramm | Kohlenhydrate: 35,6 Gramm

Zutaten für eine Portion:

80 Gramm Sobanudeln | 2 Zehen Knoblauch in Stifte geschnitten | 10 Gramm Speckwürfel | 1 EL Olivenöl | 100 Gramm Garnelen ohne Kopf und Schale | 1 EL Kerbel gehackt | Saft einer halben Zitrone | Steinsalz | Pfeffer

Zubereitung:

Die Sobanudeln für drei Minuten in kochendem Salzwasser garen, abseihen und abschrecken. In der Zwischenzeit den Knoblauch und den Speck im Olivenöl knusprig braten. Die Garnelen hinzugeben und für drei Minuten garen. Mit Kerbel, Zitronensaft, Salz und Pfeffer würzen, die Nudeln unterheben, durchschwenken und anrichten.

Sobanudeln mit Kokos-Sauce

Kalorien: 464,4 kcal | Eiweiß: 9,4 Gramm | Fett: 30 Gramm | Kohlenhydrate: 35,9 Gramm

Zutaten für eine Portion:

1 Schalotte fein gehackt | 1 Zehe Knoblauch fein gehackt | eine Messerspitze Ingwer gerieben | 50 Gramm Stangensellerie in Streifen geschnitten | 1 TL Kokosöl | 1 EL Limettensaft | 100 ml Gemüsebrühe | 100 ml Kokosmilch | 1 EL Sojasauce | eine Messerspitze Cayennepfeffer | 100 Gramm Sobanudeln | 1 EL Koriander grob gehackt zum Garnieren | etwas Limettenabrieb zum Betreuen

Zubereitung:

Schalotte, Knoblauch, Ingwer und Stangensellerie im Kokosöl anbraten und mit dem Limettensaft ablöschen. Mit der Brühe und der Kokosmilch aufgießen. Mit Sojasauce und Cayennepfeffer würzen. Die Sobanudeln in die Sauce geben und für etwa 4 Minuten in der Sauce garen lassen. Anrichten, mit Koriander bestreuen und mit Limettenabrieb verfeinern.

Sobanudeln mit Pesto

Kalorien: 378,8 kcal | Eiweiß: 9,7 Gramm | Fett: 23,5 Gramm | Kohlenhydrate: 29,4 Gramm

Zutaten für eine Portion:

½ Bund Koriander | ½ Bund Petersilie | 1 Chili | 1 EL geröstet Erdnüsse | ½ TL Tahini | 1 Zehe Knoblauch | 2 EL Olivenöl | etwas Meersalz | Pfeffer | 1 TL Zitronensaft | 100 Gramm Sobanudeln

Zubereitung:

Den Koriander, die Petersilie, Chili, Erdnüsse, Tahini, Knoblauch und Olivenöl im Mixer zu einem feinen Pesto pürieren. Mit Meersalz, Pfeffer und Zitronensaft abschmecken. Die Sobanudeln für drei Minuten in kochendem Salzwasser garen, abseihen und in der Pfanne mit dem Pesto kurz durchschwenken.

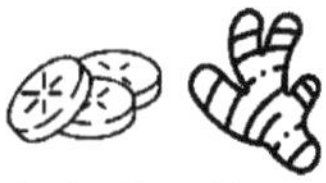

Soja Bratlinge in Kurkuma Sauce

Kalorien: 251,4 kcal | Eiweiß: 14 Gramm | Fett: 8,5 Gramm | Kohlenhydrate: 27,9 Gramm

Zutaten für eine Portion:

Für die Bratlinge

100 Gramm Sojagranulat | 1 Schalotte fein geschnitten | 1 Zehe Knoblauch gerieben | ½ TL Ingwer gerieben | 100 Gramm gekochte Kartoffel geraspelt | 1 Ei | 2 EL Mandelmehl | 1 EL Petersilie gehackt | ½ TL Senf | ½ TL Majoran | Steinsalz | Pfeffer | etwas Öl zum Braten

Für die Sauce

1 Schalotte gewürfelt | 1 TL Olivenöl | ½ TL Mehl | ½ TL Kurkuma gemahlen | 1 EL Apfelessig | 120 ml Gemüsebrühe | schwarzer Pfeffer aus der Mühle | 1 TL helle Sojasauce

Zubereitung:

Das Sojagranulat für 10 Minuten in kochendem Salzwasser garen, abseihen und etwas ausdrücken. Mit den restlichen Zutaten verkneten, gut würzen und für 5 Minuten stehen lassen. Aus der Masse kleine Bratlinge formen. Für 2 Minuten je Seite braten.

Soja Cevapcici mit Letscho 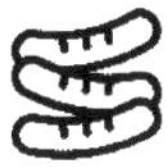

Kalorien: 291,1 kcal | Eiweiß: 15,8 Gramm | Fett: 13,1 Gramm | Kohlenhydrate: 25,5 Gramm

Zutaten für eine Portion:

150 Gramm Sojahackfleisch | 1 Ei | Salz | Pfeffer | 1 EL Petersilie gehackt | 1 Zehe Knoblauch gehackt | 1 TL Weizenkleie | 1 EL Olivenöl zum Braten | ¼ grüne, ¼ gelbe, ¼ rote Paprika 2 cm Würfel | ½ rote Zwiebel 1 cm Würfel | ½ TL Paprikapulver scharf | 100 Gramm passierte Tomaten | eine Messerspitze Kreuzkümmel gemahlen | ½ TL Majoran | etwas Oregano

Zubereitung:

Das Sojahack mit dem Ei, Salz, Pfeffer, Petersilie, Knoblauch und Weizenkleie verkneten. Kurz durchziehen lassen und kleine Cevapcici formen. Die Soja Cevi rundherum im Olivenöl für 3 Minuten braten. Das Letscho in der selben Pfanne machen. Dafür das Gemüse mit den passierten Tomaten und den Gewürzen für etwa 10 Minuten köcheln lassen. Die Cevi für 3 Minuten in der Sauce durchziehen lassen.

Spargel mit gebratenem Tofu 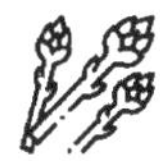 

Kalorien: 396,5 kcal | Eiweiß: 26,2 Gramm | Fett: 21,6 Gramm | Kohlenhydrate: 21,6 Gramm

Zutaten für eine Portion:

130 Gramm geräucherter Tofu 5 mm Scheiben | 1 EL Maismehl | 2 EL Olivenöl | 2 Schalotten geviertelt | 150 Gramm Thaispargel | ½ rote Spitzpaprika klein geschnitten | 1 Chili | 1 EL Sojasauce | 1 TL Austernsauce | 100 ml Gemüsebrühe | 1 EL Balsamicoessig | 1 EL Frühlingszwiebelringe

Zubereitung:

Den geräucherten Tofu im Maismehl wenden und im Olivenöl knusprig braten. In einer anderen Pfanne die Schalotten mit dem klein geschnittenen Thaispargel,der Spitzpaprika und der Chili ebenfalls in etwas Öl anrösten. Mit der Sojasauce und der Austernsauce abschmecken und mit der Brühe und dem Essig aufgießen. Für 8 Minuten einköcheln lassen. Den Tofu hinzugeben, kurz durchschwenken, anrichten und mit den Frühlingszwiebeln garnieren.

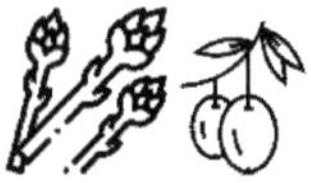

Spargel mit Olivenpesto

Kalorien: 210,9 kcal | Eiweiß: 9,3 Gramm | Fett: 14,8 Gramm | Kohlenhydrate: 8,6 Gramm

Zutaten für eine Portion:

Für den Spargel

200 Gramm weißer Spargel | 1 Liter Wasser | 3 Scheiben Zitrone | 1 kleine Zimtstange | 1 EL Steinsalz | 1 TL Zucker

Für das Pesto

½ rote Zwiebel gehackt | 1 Zehe Knoblauch gehackt | 1 EL Olivenöl | 4 grüne, 4 schwarze Oliven entsteint | 1 EL Zitronensaft | 1 TL geröstete Erdnüsse | 6 Blätter Basilikum | Steinsalz | 1 TL Parmesan

Zubereitung:

Den Spargel im Wasser weich kochen. Das Wasser mit Zitronen, Zimtstange, Salz und Zucker aromatisieren. In der Zwischenzeit den Zwiebel und den Knoblauch im Olivenöl andünsten. Mit den restlichen Zutaten in den Mixer geben und zu einem Pesto pürieren. Das Pesto zum Spargel anrichten.

Spargel mit Tofunaise 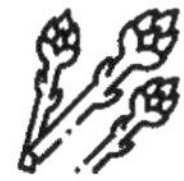

Kalorien: 266,7 kcal | Eiweiß: 12,7 Gramm | Fett: 18,5 Gramm | Kohlenhydrate: 10,4 Gramm

Zutaten für eine Portion:

200 Gramm grüner Spargel | 1 TL Olivenöl | ½ TL Chiliflocken | 1 TL Hanfsamen geschält | Steinsalz | grober schwarzer Pfeffer | 100 Gramm Seidentofu | 1 TL Zitronensaft | 1 EL Olivenöl | eine Messerspitze Currypulver

Zubereitung:

Den Spargel mit dem Olivenöl beträufeln und mit den Chiliflocken, Hanfsamen, Salz und Pfeffer würzen. Auf ein Backblech legen und bei 180° Celsius für 10 Minuten backen. Den Seidentofu mit dem Zitronensaft, dem Olivenöl und dem Curry, etwas Salz und Pfeffer mit dem Pürierstab zu einer Tofunaise mixen und zum Spargel anrichten. Diese leichte Variante der Majonäse kannst du immer zubereiten, wenn du ein Gericht etwas schlanker zubereiten möchtest.

Staudensellerie-Ragout  

Kalorien: 196,3 kcal | Eiweiß: 5,1 Gramm | Fett: 12,3 Gramm | Kohlenhydrate: 14,8 Gramm

Zutaten für eine Portion:

½ rote Zwiebel gewürfelt| 80 Gramm Shiitake geviertelt | 30 Gramm Petersilienwurzel klein gewürfelt | 1 EL Olivenöl | 150 Gramm Stangensellerie 2 cm Stücke | 100 ml Gemüsebrühe | 100 ml Sojasahne | 1 EL Kerbel gehackt | ½ TL Oregano | eine Prise Kreuzkümmel gemahlen | Steinsalz | Pfeffer

Zubereitung:

Zwiebel, Pilze und Petersilienwurzel im Olivenöl anschwitzen. Stangensellerie nach einigen Minuten hinzugeben, kurz mitrösten und mit der Brühe und der Sojasahne aufgießen. Mit Kräutern und Gewürzen abschmecken und für 10 Minuten bei kleiner Hitze köcheln lassen.

Tempeh Eintopf mit Möhren

Kalorien: 290,7 kcal | Eiweiß: 26 Gramm | Fett: 5,5 Gramm | Kohlenhydrate: 29,7 Gramm

Zutaten für eine Portion:

80 Gramm Karotten in 1 cm Würfel | 50 Gramm Kartoffeln in 1 cm Würfel | 1 rote Zwiebel in dünne Spalten geschnitten | 1 TL Olivenöl | 1 TL Tomatenmark | 2 EL Rotwein | 100 ml Gemüsebrühe | 100 Gramm stückige Tomaten | 100 Gramm Tempeh in 2 cm Stücke geschnitten | ½ TL Kräuter der Provence | 1 Lorbeerblatt | eine Messerspitze Chilipulver | Steinsalz | Pfeffer | 1 EL Koriander gehackt zum Garnieren

Zubereitung:

Karotten, Kartoffel und Zwiebel im Olivenöl anbraten. Das Tomatenmark mitrösten und mit dem Rotwein ablöschen. Mit der Brühe und den stückigen Tomaten aufgießen und den Tempeh hinzugeben. Mit den Kräutern und den Gewürzen abschmecken und alles für 20 Minuten zu einem cremigen Eintopf köcheln lassen. Anrichten und mit Koriander bestreuen. Falls du kein Fan von Koriander bist, kannst du auch Petersilie oder Liebstöckel verwenden.

Tempeh mexikanisch

Kalorien: 302,9 kcal | Eiweiß: 32,9 Gramm | Fett: 5,5 Gramm | Kohlenhydrate: 28,5 Gramm

Zutaten für eine Portion:

100 Gramm Tempeh | 1 EL dunkle Sojasauce | 1 EL Maismehl | 1 EL Olivenöl | ½ rote Zwiebel in Streifen geschnitten | 2 Zehen Knoblauch geviertelt | ½ rote Paprika in Streifen geschnitten | 2 Stück Babymais längs geviertelt | 2 Frühlingzwiebel in 4 cm Stücke geschnitten | 1 Chili gehackt | 1 TL frischer Oregano | Steinsalz | Pfeffer | ½ Limette zum Beträufeln

Zubereitung:

Den Tempeh würfeln und in der Sojasauce marinieren. Im Maismehl wenden und im Olivenöl anbraten. Zwiebel, Knoblauch, Paprika, Mais, Frühlingszwiebel und Chili dazugeben und mit Oregano, Salz und Pfeffer würzen. Für 8 Minuten bei kleiner Hitze köcheln lassen, mit Limettensaft beträufeln und anrichten.

Thai Curry 

Kalorien: 476,9 kcal | Eiweiß: 27,7 Gramm | Fett: 30,4 Gramm | Kohlenhydrate: 19,7 Gramm

Zutaten für eine Portion:

100 Gramm Hühnerbrust in Streifen geschnitten | 1 TL rote Currypaste | 1 TL Sesamöl | 200 ml Kokosmilch | 100 ml Gemüsebrühe | 50 Gramm helle Weintrauben | ½ Zucchini | 2 Kirschtomaten halbiert | 1 EL Sojasauce | 1 EL Austernsauce | 1 EL Limettensaft | ½ TL Dattelsüße | 6 Blätter Thaibasilikum | ½ rote große milde Chili in Ringe geschnitten zum Garnieren

Zubereitung:

Die Hühnerbrust mit der roten Currypaste einmarinieren und im Sesamöl anbraten. Mit der Kokosmilch und der Brühe aufgießen. Die Weintrauben Zucchini und Kirschtomaten hinzugeben und mit Sojasauce, Austernsauce, Limettensaft und Dattelsüße abschmecken. Für 5 Minuten köcheln lassen und mit Thaibasilikum aromatisieren. Anrichten und mit der Chili garnieren. Wenn du es etwas schärfer magst, kannst du die Chili auch direkt mitkochen.

Tofu Spieß mit Auberginen 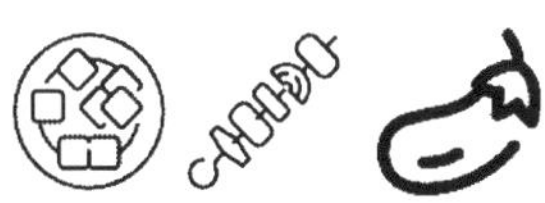

Kalorien: 308,4 kcal | Eiweiß: 21,6 Gramm | Fett: 20,6 Gramm | Kohlenhydrate: 8,4 Gramm

Zutaten für eine Portion:

100 Gramm geräucherter Tofu 3 cm Stücke | 100 Gramm Auberginen 3 cm Stücke | 2 kleine Schalotten | eine Messerspitze Ingwerpulver | ½ TL Paprikapulver scharf | 2 EL Sojasauce | 1 TL Olivenöl | 1 EL Zitronensaft | 2 EL Sesam

Zubereitung:

Den Tofu, die Auberginen und die halbierten Schalotten abwechselnd auf einen Spieß geben. Aus den restlichen Zutaten eine Marinade rühren, den Spieß darin wenden und im Sesam wenden. In einer Grillpfanne für 2 Minuten je Seite braten. Dieser Spieß eignet sich auch hervorragend fürs sommerliche BBQ.

Überbackener Brokkoli mit Nüssen

Kalorien: 530,7 kcal | Eiweiß: 29,2 Gramm | Fett: 37,4 Gramm | Kohlenhydrate: 15,4 Gramm

Zutaten für eine Portion:

1 Schalotte fein gewürfelt | 1 Zehe Knoblauch gerieben | eine Messerspitze Ingwer gerieben | ½ TL Olivenöl | 150 ml Sojasahne | Steinsalz | weißer Pfeffer | ½ TL Thymian | 1 EL Parmesan gerieben | 200 Gramm Brokkoliröschen | 2 EL gehackte Nüsse | 30 Gramm Cheddar gerieben | 30 Gramm Mozzarella gerieben

Zubereitung:

Schalotte, Knoblauch und Ingwer im Olivenöl anrösten und mit der Sojasahne aufgießen. Mit Salz und Pfeffer, sowie Thymian würzen und mit Parmesan verfeinern. Den Brokkoli in eine Auflaufform geben und mit dem Gemisch übergießen. Mit den Nüssen, dem Cheddar und der Mozzarella bestreuen. Bei Ober- und Unterhitze bei 200° Celsius für 20 Minuten im Ofen backen.

Veggie Wirsingroulade

Kalorien: 263,4 kcal | Eiweiß: 19 Gramm | Fett: 10,4 Gramm | Kohlenhydrate: 21,5 Gramm

Zutaten für eine Portion:

1 gekochte Kartoffel | 80 Gramm geräucherter Tofu | 30 Gramm Stangensellerie fein gewürfelt | 1 Frühlingszwiebel klein geschnitten | 1 EL Liebstöckel gehackt | 1 EL Parmesan gerieben | Steinsalz | Pfeffer | Muskatnuss | 2 große Wirsingblätter blanchiert | 150 ml Gemüsebrühe

Zubereitung:

Die Kartoffel und den Tofu grob mixen und mit dem Sellerie, der Frühlingszwiebel, Liebstöckel, Parmesan und den Gewürzen vermischen. Die Masse in den Wirsing füllen und die Blätter schön einrollen. In eine kleine Auflaufform geben und mit Brühe aufgießen. Bei 180° Celsius bei Oberhitze und Unterhitze für 20 Minuten backen.

Zimtkürbis Dreierlei

Kalorien: 609,9 kcal | Eiweiß: 20,2 Gramm | Fett: 31,3 Gramm | Kohlenhydrate: 57,4 Gramm

Zutaten für eine Portion:

200 Gramm Butternut Kürbis 5 mm Scheiben geschnitten | 2 EL Mehl | 1 TL Zimt gemahlen | 2 Eier | 1 TL 5 Gewürzemischung | 2 EL Paniermehl | 2 EL Sesam | 2 EL gemahlene Walnüsse | Pflanzenöl zum Braten

Zubereitung:

Das Mehl mit dem Zimt vermengen und den Kürbis darin wenden. Die Eier verquirlen und den Kürbis durchziehen. Das Paniermehl mit der Gewürzmischung vermengen und ein Drittel der Kürbisse darin panieren. Einweiteres Drittel im Sesam panieren und den Rest in den Walnüssen wälzen. Alle Kürbisse im Pflanzenöl braten.

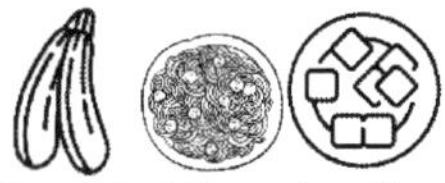

Zucchini Spaghetti mit Tofu Bolo

Kalorien: 364,1 kcal | Eiweiß: 16,2 Gramm | Fett: 21,5 Gramm | Kohlenhydrate: 23,9 Gramm

Zutaten für eine Portion:

Für die Bolognaise

½ rote Zwiebel klein geschnitten | ½ Zehe Knoblauch klein geschnitten | 100 Gramm Tofu zerbröselt | 1 TL Olivenöl | 1 TL Tomatenmark | ½ TL Paprikapulver scharf | 150 Gramm stückige Tomaten | ½ TL Oregano | etwas Thymian | ¼ TL Dattelsüße | Steinsalz | Pfeffer | 1 EL Parmesan gehobelt zum Garnieren

Für die Zucchini Spaghetti

150 Gramm Zucchini in lange dünne Streifen schneiden | 1 EL Butter | Steinsalz | Pfeffer

Zubereitung:

Die Zwiebel, den Knoblauch und den Tofu im Olivenöl gut anbraten und das Tomatenmark und das Paprikapulver mitrösten. Die stückigen Tomaten hinzugeben und mit Oregano, Thymian, Dattelsüße, Steinsalz und Pfeffer abschmecken. In der Zwischenzeit die Zucchini-Spaghetti in der Butter anschwenken und ebenfalls mit Salz und Pfeffer abschmecken. Auf einem tiefen Teller anrichten, die Sauce darauf verteilen und mit gehobeltem Parmesan bestreuen.

Snacks und Nachspeisen für deine Sirtfood Diät

Für den kleinen Appetit zwischendurch und auch für den süßen Zahn findest du hier einige Anregungen. Sowohl in der Phase zwei, aber vor allem in der Phase drei kannst du dir ab und an auch etwas Süßes gönnen. Sollte dich zwischendurch der Heißhunger plagen, dann greifst du lieber zu diesen gesunden Snacks. Achte aber immer darauf, dass du deine vorgeschriebenen Kalorien nicht übersteigst.

Bratapfel mit Cranberry Füllung

Kalorien: 181,4 kcal | Eiweiß: 2,1 Gramm | Fett: 4,9 Gramm | Kohlenhydrate: 31,1 Gramm

Zutaten für eine Portion:

1 Apfel | 2 Nelken | 1 EL Haselnussmus| 10 Gramm Cranberrys | 1 TL brauner Zucker | 1 TL Zimt gemahlen

Zubereitung:

Den Apfel mit einem Ausstecher vom Kerngehäuse befreien. Mit den Nelken spicken und Haselnussmus, Cranberrys, braunen Zucker und Zimt vermengen und den Apfel damit füllen. Mit den Nelken spicken und bei 180° Celsius für 25 Minuten im Ofen backen. Du kannst den Apfel alternativ auch mit Preisebeeren oder mit Powidl füllen.

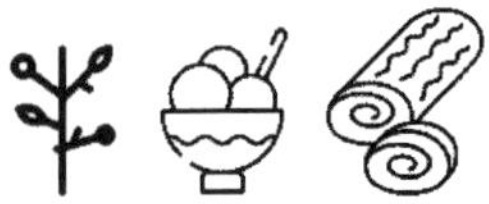

Buchweizen Matcha Eispalatschinken

Kalorien: 414,6 kcal | Eiweiß: 14,7 Gramm | Fett: 25,3 Gramm | Kohlenhydrate: 28,9 Gramm

Zutaten für eine Portion:

Für die Palatschinken

120 ml Buttermilch | 1 Ei | 2 EL Buchweizenmehl | eine kleine Prise Steinsalz | etwas Butter zum Braten

Für das Matchaeis

200 ml Sojasahne | 1 TL Dattelsüße | 1 EL Matchpulver | 50 ml Kondensmilch ohne Zucker

Zubereitung:

Die Zutaten für die Palatschinken mit dem Mixer zu einem glatten Teig rühren und in der Butter zu leckeren, dünnen Palatschinken braten. Für das Eis die Sojasahne steif schlagen. Die Dattelsüße mit dem Matchapulver und mit der Kondensmilch verrühren und die Sahne unterheben. Für mindestens 4 Stunden einfrieren. Die Palatschinken am besten heiß mit dem Eis füllen und einrollen.

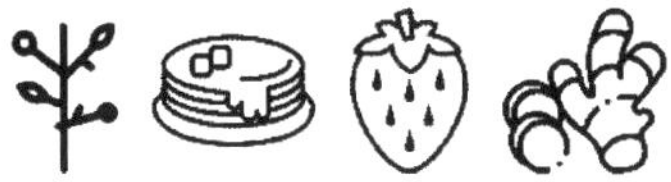

Buchweizen Pancakes mit Erdbeeren und Ingwersauce

Kalorien: 164,6 kcal | Eiweiß: 3 Gramm | Fett: 4,2 Gramm | Kohlenhydrate: 27,7 Gramm

Zutaten für eine Portion:

100 ml Walnussmilch | 2 EL Buchweizenmehl | 1 Ei | eine Messerspitze Weinstein Backpulver | 2 Tropfen Vanille-Aroma | etwas Butter zum Backen | 100 Gramm frische Erdbeeren | ½ cm Ingwer mit Schale | 2 Basilikumblätter | etwas Limettenabrieb

Zubereitung:

Die Walnussmilch mit dem Buchweizenmehl glatt rühren und vorsichtig das Ei damit verquirlen. Mit Weinstein Backpulver und Vanille verfeinern und in der Butter kleine Pfannkuchen backen. Die Erdbeeren mit dem Ingwer, dem Basilikum und dem Limettenabrieb marinieren und zusammen mit den Pfannkuchen anrichten.

Crepes mit Dattelfüllung

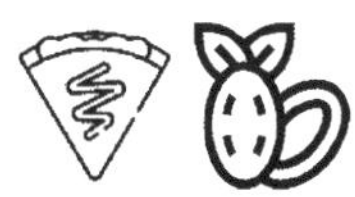

Kalorien: 418,2 kcal | Eiweiß: 13,7 Gramm | Fett: 28,1 Gramm | Kohlenhydrate: 24,7 Gramm

Zutaten für eine Portion:

60 ml Sojasahne | 2 Eigelb | 1 EL Mehl | eine kleine Prise Steinsalz | etwas Öl zum Braten | 2 EL Frischkäse 0,2% Fett | 4 getrocknete Datteln fein gehackt | 1 EL geröstete Haselnüsse gehackt | etwas Orangenabrieb

Zubereitung:

Die Sojasahne mit den Eigelben, dem Mehl und dem Salz zu einem glatten Teig rühren und im Öl zu dünnen Crepes backen. Den Frsichkäse mit den Datteln, den Haselnüssen und dem Orangenabrieb vermengen und die Crepes mit dieser leckeren Creme füllen.

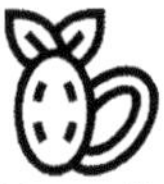

Dattelkugeln

Kalorien: 421,7 kcal | Eiweiß: 5 Gramm | Fett: 23,3 Gramm | Kohlenhydrate: 45 Gramm

Zutaten für zwei Portionen:

60 Gramm Datteln entsteint | 20 Gramm Kokosraspeln | 20 Gramm flüssige Schokolade mit 85% Kakaoanteil

Zubereitung:

Die Datteln sehr fein hacken und mit den Kokosraspeln und der flüssigen Schokolade verkneten. Mit leicht feuchten Händen rasch zu Kugeln formen und diese im Kühlschrank durchziehen lassen. Du kannst die Kugeln zusätzlich auch in fein gehackten Erdnüssen oder Walnüssen wälzen.

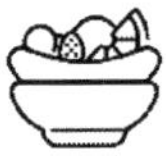

Fruchtsalat mit Granola Crunch

Kalorien: 217,7 kcal | Eiweiß: 3,6 Gramm | Fett: 2,2 Gramm | Kohlenhydrate: 44,6 Gramm

Zutaten für eine Portion:

3 Aprikosen | 3 Erdbeeren | ½ Grapefruit filetiert | ¼ Apfel | 2 Datteln entsteint | ¼ Banane | 1 TL Koriander gehackt | Saft einer halben Orange | 1 EL Granola | 1 EL geröstete Walnüsse gehackt

Zubereitung:

Das Obst klein schneiden und vermengen. Den Koriander untermischen. Mit dem Orangensaft marinieren. Anrichten und mit Granola und den Walnüssen bestreuen.

Gebackene Apfelringe

Kalorien: 471 kcal | Eiweiß: 50,7 Gramm | Fett: 15,5 Gramm | Kohlenhydrate: 29,1 Gramm

Zutaten für eine Portion:

1 Apfel entkernt und in 1 cm Ringe geschnitten | 100 ml Buttermilch | 80 Gramm Mandelmehl | 1 Ei | eine Messerspitze Weinstein Backpulver | Öl zum Frittieren | 1 EL Xylit | 1 TL Zimt gemahlen

Zubereitung:

Die Buttermilch mit dem Ei und dem Backpulver zu einem glatten Teig verrühren. Die Apfelringe durchziehen und im heißen Fett goldgelb backen. Anrichten und mit Xylit und Zimt bestreuen.

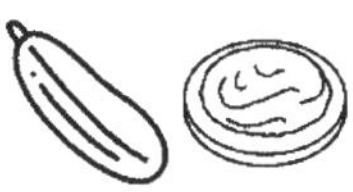

Gurkenhäppchen mit Petersilien-Hummus

Kalorien: 74,4 kcal | Eiweiß: 3 Gramm | Fett: 4,1 Gramm | Kohlenhydrate: 5,8 Gramm

Zutaten für eine Portion:

¼ Gurke in 5 mm Scheibe geschnitten | 1 kleiner Bund Petersilie | ½ Zehe Knoblauch | 10 Gramm Kichererbsen aus der Dose | 1 EL Frischkäse 0,2% Fett | Steinsalz | Pfeffer | 1 Radieschen geraspelt zum Garnieren

Zubereitung:

Die Petersilie mit dem Knoblauch, den Kichererbsen und dem Frischkäse pürieren und mit Salz und Pfeffer abschmecken. Mit den Radieschen bestreuen und zu den Gurken anrichten.

Joghurt Muffins mit Zimt

Kalorien: 292,8 kcal | Eiweiß: 37,4 Gramm | Fett: 10,6 Gramm | Kohlenhydrate: 10 Gramm

Zutaten für vier Muffins:

60 Gramm Seidentofu | 60 Gramm Joghurt | 1 EL Dattelsüße | 1 TL Zimt gemahlen | 1 EL Apfelmus ohne Zuckerzusatz | 80 Gramm Mandelmehl | ½ TL Weinstein Backpulver | eine Prise Steinsalz | 1 EL Kokosöl

Zubereitung:

Alle Zutaten in der Küchenmaschine oder mit dem Mixer gut verrühren und in vier Muffinformen füllen. Im Ofen bei 170° Celsius für 18 Minuten backen.

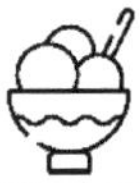

Nice Cream

Kalorien: 129,3 kcal | Eiweiß: 1,3 Gramm | Fett: 0,4 Gramm | Kohlenhydrate: 29,4 Gramm

Zutaten für eine Portion:

1 große Banane in Scheibe geschnitten und tief gefroren | 60 ml Pistazienmilch | ein Spritzer Zitronensaft

Zubereitung:

Alle Zutaten mit dem Stabmixer oder im Mixer oder der Küchenmaschine zu einer gefrorenen Creme pürieren. Am besten noch kalt genießen oder kurz im Tiefkühler durchfrieren lassen. Nice Cream ist eine sehr einfache Variante von Eis, die aber sehr gesund und extrem lecker ist.

Salat mit Orangen und Oliven

Kalorien: 153,7 kcal | Eiweiß: 2,2 Gramm | Fett: 8,2 Gramm | Kohlenhydrate: 16,8 Gramm

Zutaten für eine Portion:

1 große Orange filetiert | ¼ rote Zwiebel in Scheiben geschnitten | 5 schwarze Oliven entsteint | 1 EL Petersilie gehackt | 1 EL Weißweinessig | 1 EL Olivenöl | Steinsalz

Zubereitung:

Alle Zutaten gut vermengen und mit Weißweinessig, Olivenöl und Steinsalz marinieren. Du kannst auch zur Abwechslung schwarzes Himalaya Salz verwenden. Dieses hat einen sehr intensiven, leicht schwefeligen Geschmack, der an gekochte Eier erinnert.

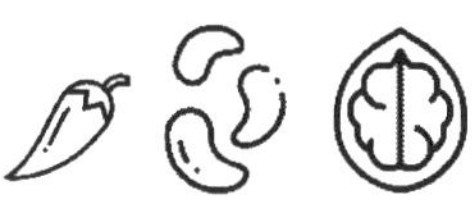

Scharfe geröstete Nüsse

Kalorien: 639 kcal | Eiweiß: 14,7 Gramm | Fett: 17,1 Gramm | Kohlenhydrate: 54,7 Gramm

Zutaten für eine Portion:

40 Gramm Cashew | 40 Gramm Walnüsse | 1 EL Erdnüsse | 1 EL Olivenöl | 2 getrocknete Chili | 1 Kaffir Limettenblatt in Streifen geschnitten | Steinsalz

Zubereitung:

Die Nüsse mischen und im Olivenöl schön anrösten. Mit der getrockneten, gehackten Chili, dem Limettenblatt und etwas Steinsalz würzen. Das Limettenblatt, wenn es gut mit gebraten wurde, kann auch wunderbar mit gegessen werden.

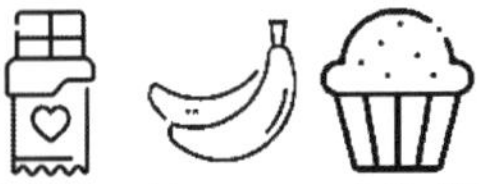

Schoko-Bananen Muffins

Kalorien: 870,7 kcal | Eiweiß: 64 Gramm | Fett: 44,2 Gramm | Kohlenhydrate: 48 Gramm

Zutaten für acht Muffins:

1 reife Banane | 2 Eier | 2 EL weiche Erdnussbutter | 1 EL Kakao | 70 Gramm Mandelmehl | 1 TL Weinstein Backpulver | 2 EL Joghurt | 2 EL Dattelsüße | 2 EL gehackte Walnüsse | Butter für die Backförmchen

Zubereitung:

Alle Zutaten in der Küchenmaschine zu einem geschmeidigen Teig verrühren und in acht Muffinformen füllen. Im Ofen bei 170° Celsius und Ober- und Unterhitze für 18 Minuten backen. Aus dem Ofen nehmen und am besten noch warm genießen.

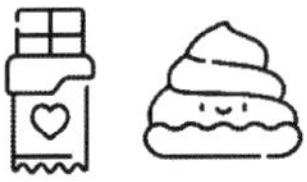

Schokomousse

Kalorien: 582,7 kcal | Eiweiß: 9,7 Gramm | Fett: 47,3 Gramm | Kohlenhydrate: 25,2 Gramm

Zutaten für eine Portion:

30 ml Kokosmilch | 70 Gramm Schokolade 85% gerieben | 1 EL Dattelsüße| eine Prise Nelkenpulver | 50 Gramm Aquafaba | 1 EL Schokolade 85% gehackt

Zubereitung:

Die Kokosmilch erhitzen und die hochprozentige Schokolade darin schmelzen lassen. Mit Dattelsüße und Nelkenpulver abschmecken und abkühlen lassen. Das Aquafaba mit dem Mixer aufschlagen und unter die ausgekühlte Schokomilch heben. Die gehackte Schokolade auch unterheben, alles für eine Stunde kalt stellen, damit das Mousse fest werden kann.

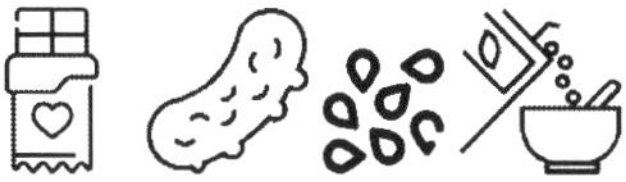

Schokokugeln mit Erdnüssen, Sesam und Haferflocken

Kalorien: 484,6 kcal | Eiweiß: 15,2 Gramm | Fett: 34,8 Gramm | Kohlenhydrate: 24 Gramm

Zutaten für eine Portion:

1 EL weiche Erdnussbutter | 1 EL Frischkäse | 30 Gramm flüssige Schokolade zartbitter 85% | 3 EL Haferflocken | 1 TL Chiasamen | 3 EL Sesam zum wälzen

Zubereitung:

Die Erdnussbutter mit dem Frischkäse verrühren und mit der flüssigen Schokolade abrühren. Mit den Haferflocken und den Chiasamen verkneten. Kurz quellen lassen und mit nassen Händen zu Kugeln formen. Diese im Sesam wälzen. In den Kühlschrank stellen und für etwa eine Stunde fest werden lassen. Du kannst hellen und schwarzen Sesam verwenden, damit du auch optisch ein Highlight setzt.

Sellerie-Sticks und Dip 

Kalorien: 64,6 kcal | Eiweiß: 3,7 Gramm | Fett: 1,5 Gramm | Kohlenhydrate: 8,6 Gramm

Zutaten für eine Portion:

80 Gramm Stangensellerie in Stifte geschnitten | 2 EL Sauerrahm | eine Messerspitze Knoblauch gerieben | eine Messerspitze Ingwer gerieben | eine Messerspitze Currypulver | ein Spritzer Orangensaft | etwas Orangenabrieb | 1 EL Schnittlauchringe | Steinsalz | Pfeffer

Zubereitung:

Den Sauerrahm mit den restlichen Zutaten zu einem cremigen Dip rühren und zusammen mit dem Sellerie anrichten. Du kannst auch Karotten, Gurken, Kohlrabi oder anderes Gemüse zum Dippen verwenden.

Sirtfood Müsliriegel mit Datteln

Kalorien: 679,4 kcal | Eiweiß: 13,6 Gramm | Fett: 40,8 Gramm | Kohlenhydrate: 59,5 Gramm

Zutaten für 10 Stück:

50 Gramm Datteln | 60 Gramm Walnüsse gerieben | 10 Gramm Cashew gehackt | 10 Gramm Pistazien gehackt | 2 EL Müsli nach Wahl | 1 EL Agavendicksaft | 2 EL Orangensaft | eine Messerspitze Zimt gemahlen | ½ TL Kakao

Zubereitung:

Alle Zutaten in der Küchenmaschine mixen und auf ein mit Backpapier ausgelegtes Blech streichen. Für etwa 2 Stunden im Kühlschrank fest werden lassen und anschließend mit einem scharfen Messer in gleichgroße Stücke schneiden.

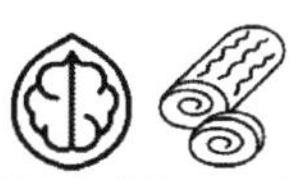

Süße Nusspalatschinke

Kalorien: 502,8 kcal | Eiweiß: 18 Gramm | Fett: 40,2 Gramm | Kohlenhydrate: 13,4 Gramm

Zutaten für eine Portion:

100 ml Mandelmilch | 2 EL Walnussmehl | 2 Eier | eine Messerspitze Zimt gemahlen | eine Messerspitze Orangenabrieb | etwas Butter zum Backen | 2 EL Erdnussbutter | 1 EL geröstete Walnüsse gehackt

Zubereitung:

Die Mandelmilch mit dem Walnussmehl, den Eiern, dem Zimt und Orangenabrieb zu einem glatten Teig verrühren. Es dürfen keine Klumpen im Teig sein. In der Butter zu dünnen Pfannkuchen braten. Die Erdnussbutter mit den Walnüssen verrühren, die Palatschinken damit füllen, einrollen und genießen.

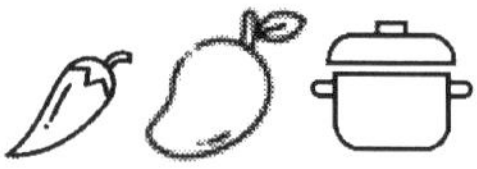

Süßes und scharfes Mango-Ragout

Kalorien: 134,4 kcal | Eiweiß: 1,5 Gramm | Fett: 1,8 Gramm | Kohlenhydrate: 27,3 Gramm

Zutaten für eine Portion:

1 reife Mango | ½ TL Chiliflocken | 1 EL Limettensaft | eine kleine Prise Steinsalz

Zubereitung:

Die Mango schälen, entkernen und in kleine Würfel schneiden. Zusammen mit der Chili, dem Limettensaft und der Prise Salz in einen kleinen Topf geben. Unter ständigem Rühren für 10 Minuten blubbernd kochen lassen. Die Sauce schmeckt heiß und kalt, pur, auf Eis, auf Brot oder im Joghurt.

Topfennockerl mit Zitronensauce

Kalorien: 274,2 kcal | Eiweiß: 12,3 Gramm | Fett: 15,3 Gramm | Kohlenhydrate: 19,8 Gramm

Zutaten für eine Portion:

Für die Nockerl

100 Gramm Topfen | 1 TL Dattelsüße | eine Messerspitze Vanillezucker | ein kleine Prise Steinsalz | 50 ml Sojaschlagsahne | ½ TL Sahnesteif | Minze zum Garnieren

Für die Sauce

80 Gramm Himbeeren | ½ Zitronen filetiert | ½ TL Honig

Zubereitung:

Den Topfen mit der Dattelsüße, dem Vanille und dem Steinsalz glatt rühren. Die Sojasahne mit dem Sahnesteif steif schlagen und unterheben. Für eine Stunde kalt stellen und aus der Masse Nockerl stechen. Die Himbeeren mit der Zitrone und dem Honig pürieren, mit den Nockerl anrichten und mit der Minze garnieren.

12 kg in 28 Tagen mit diesem Diätplan

1. Tag:

Smoothie:	Sojamilch mit Banane und Buchweizen	18
Smoothie:	Ingwer, Granatapfel und Zimt	14
Smoothie:	Beeren Mix	11
Hauptmalzeit:	Staudensellerie Ragout.	79

2. Tag:

Smoothie:	Banane, Chili und Erdbeere	10
Smoothie:	Grüner Apfel und Rucola	13
Smoothie:	Orange, Zitrone und Erdnuss	17
Hauptmalzeit	Überbackener Brokkoli mit Nüssen	82

3. Tag:

Smoothie:	Grüner Apfel und Stangensellerie	14
Smoothie:	Kiwi, Dattel und Stangensellerie	15
Smoothie:	Mandarine und Walnüsse	15
Hauptmalzeit:	Liebstöckel Palatschinke mit Tomatenfülle	64

4. Tag:

Frühstück:	Soja-Joghurt mit Banane und Kakao	28
Smoothie:	Mandelmilch mit Erdbeere	16
Smoothie:	Stangensellerie mit Zimt und Kurkuma	19
Suppe:	Linsensuppe mit Kurkuma	35

5. Tag:

Frühstück:	Kefir mit Erdbeeren	26
Smoothie:	Petersilie mit Wirsing, Johannisbeere	17
Smoothie:	Granatapfel, Zimt und Chia	12
Suppe:	Krautsuppe	33

6. Tag:

Frühstück:	Skyr mit Datteln und Banane	28
Smoothie:	Kiwi, Dattel und Stangesellerie	15
Smoothie:	Radicchio, Kresse und Orange	18
Salat:	Feldsalat mit Garnelen	44

7. Tag:

Frühstück:	Chiapudding mit Kiwi	24
Smoothie:	Oliven und Kresse	16
Smoothie:	Mandarine und Walnüsse	15
Hauptmalzeit:	Hirselaibchen.	63

8. Tag:

Frühstück:	Beerenbowl mit Quinoa	20
Smoothie:	Grüner Apfel und Rucola	13
Smoothie:	Grüner Apfel und Stangensellerie	14
Suppe:	Zucchinisuppe	43

9. Tag:

Frühstück:	Quark mit Himbeeren und Schoki	27
Smoothie:	Grüner Apfel und Spinat	13
Smoothie:	Stangensellerie, Zimt und Kurkuma	19
Hauptmalzeit:	Salat mit Huhn und Nüssen	71

10. Tag:

Frühstück:	Kichererbsenbrei mit Früchten	26
Smoothie:	Banane, Chili und Erdbeere	10
Smoothie:	Beeren Mix	11
Suppe:	Spinatsuppe mit Chili	37

11. Tag bis 28. Tag:

Die Letzen Tage kann man sich selbst zusammenstellen. Die Diät soll nicht zur Qual werden, sondern Spaß machen.
Natürlich sollte man die Kalorien beachten um den Besten Erfolg zu erzielen.

Ein Frühstück nach Wahl	20
Ein Smoothie nach Wahl	10
Eine Suppe oder einen Salat nach Wahl	29
Ein Hauptgericht nach Wahl	50

Unter 1.500 Kalorien.

Impressum

Alle Inhalte dieses Ratgebers wurden nach bestem Wissen und Gewissen verfasst und nachgeforscht. Allerdings kann keine Gewähr für die Ausführlichkeit und Vollständigkeit der enthaltenen Informationen gegeben werden. Der Herausgeber haftet für keine nachteiligen Auswirkungen, die in einem direkten oder indirekten Zusammenhang mit den Informationen dieses Ratgebers stehen.

Covergestaltung: www.fiverr.com
Coverfoto. www.Shutterstock.com

Kontakt:
David Grünstäudl
3923 Jagenbach 53
E-Mail: g.david@gmx.net

Printed in Poland
by Amazon Fulfillment
Poland Sp. z o.o., Wrocław

26426066R00057